＼なかなかやせない／

50代母まで10キロやせた！
すごウマダイエットレシピ

MONA

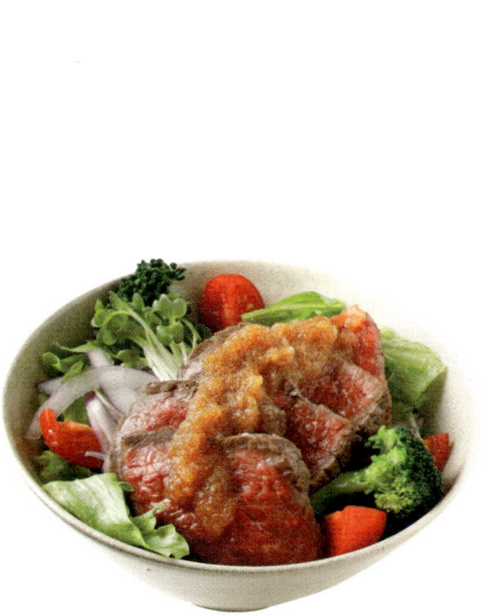

KADOKAWA

30代　50代

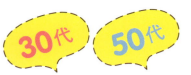

私も、母も、−10kg超え！

「バランスよく食べてきれいにやせる」ダイエット

まんべんなく食べて、おデブさん卒業！

「MONAちゃん、顔も服もパンパンやん！　大丈夫？」

私のダイエットは、このひと言からはじまりました。珍しくSNSに写真をアップしたところ、産後太りの姿を見た同級生から悪気なく言われ、現実を突きつけられたのです。それならいっそ、産前よりきれいになるぞ！と、ダイエットの様子をインスタグラムやブログに投稿しはじめました。

ダイエットを決意すると、まず思い浮かぶのが食事制限でしょう。私も食事制限からスタートしました。「摂取した以上に消費する」「必要以上に摂取しない」、これらを守れば、やせられます。でも私は、おなかも心も満たされないと、ストレスばかり感じて続けられませんでした。

ダイエットは、「楽しく」続けてこそ、成功します。そして「食べてこそ、きれいにやせられる」のです。これは、私の実体験であり、やせにくいと言われる50代の母が証明してくれた事実です！

この本では、食べるのが大好きな私がたどりついた「バランスよく食べてきれいにやせる」ダイエット法とそのレシピを紹介します。

みなさん、一緒にバランスよく食べて、理想の体型を目指しましょう！

母

写真を撮るたびに、自分の姿に落ち込むけれど、何もしない日々。
服も体型カバーできるものばかり。

Before

MONA

ムチムチ＆パンパン！
思えば、外出は近所ばかりで、メイクにもファッションにも無頓着。美容室も半年に1回というありさまで、ビューティにもまったく興味がなかった！

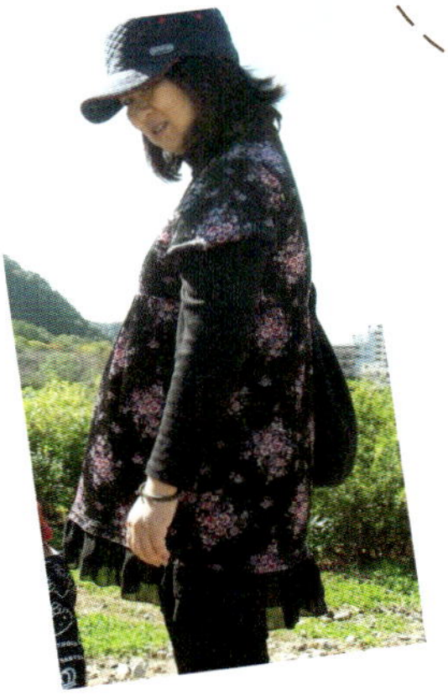

61kg

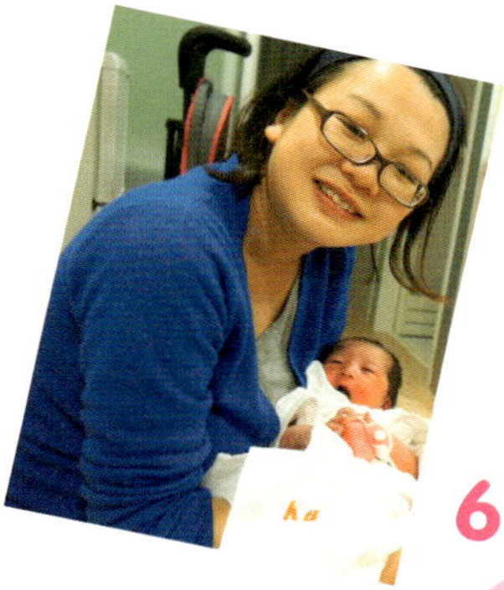

65kg

1年で
−10kg!

10か月で
−15kg!

After

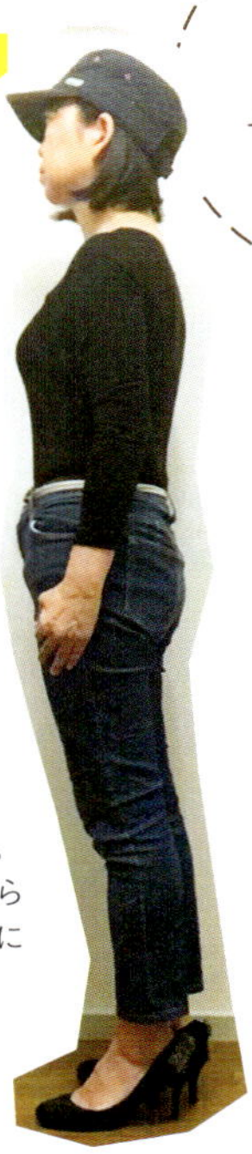

服のサイズがLからSに。孫の「ママ」だと間違えられたい！と、決意も新たにダイエット継続中。

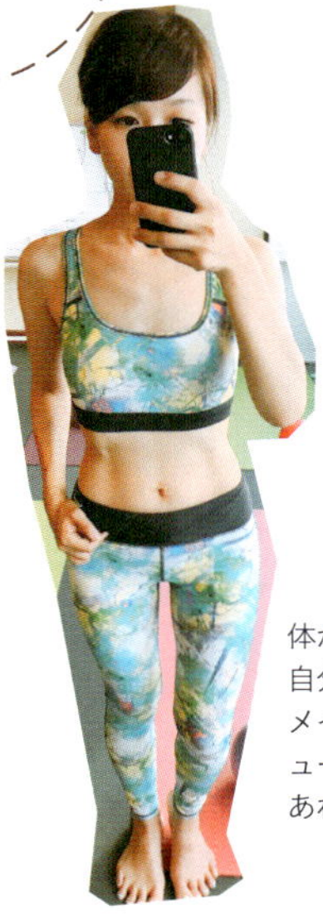

体が引き締まってくると、自分に自信が持てるように。メイクやファッション、ビューティへの興味も湧いて、あれこれ挑戦中！

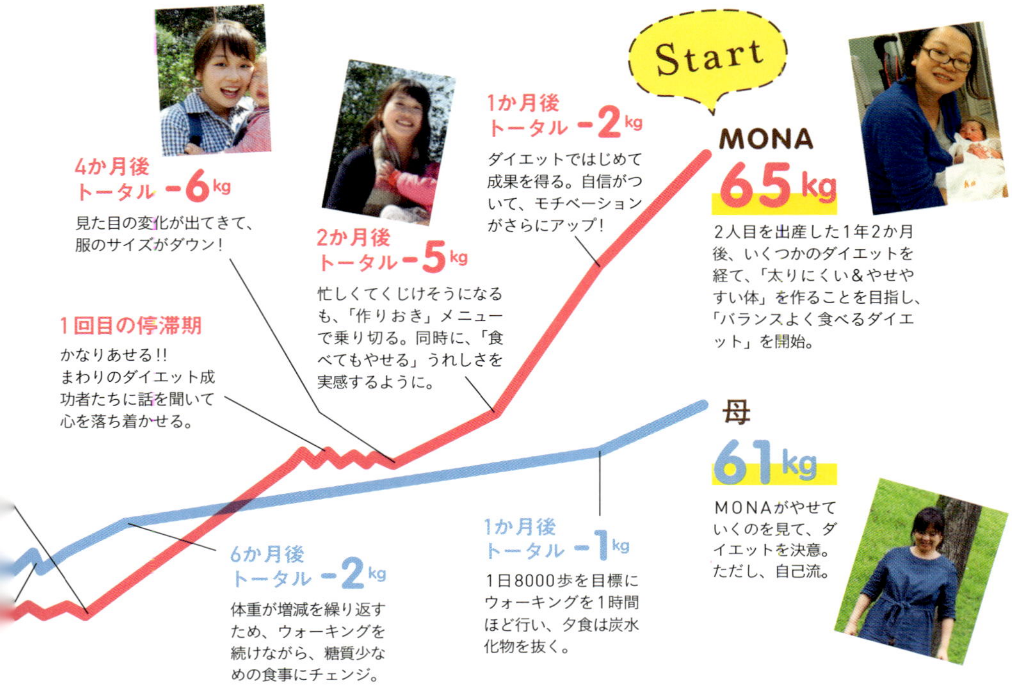
Start
MONA
65kg
2人目を出産した1年2か月後、いくつかのダイエットを経て、「太りにくい＆やせやすい体」を作ることを目指し、「バランスよく食べるダイエット」を開始。
1か月後
トータル −2kg
ダイエットではじめて成果を得る。自信がついて、モチベーションがさらにアップ！
2か月後
トータル −5kg
忙しくてくじけそうになるも、「作りおき」メニューで乗り切る。同時に、「食べてもやせる」うれしさを実感するように。
4か月後
トータル −6kg
見た目の変化が出てきて、服のサイズがダウン！
1回目の停滞期
かなりあせる!!
まわりのダイエット成功者たちに話を聞いて心を落ち着かせる。
母
61kg
MONAがやせていくのを見て、ダイエットを決意。ただし、自己流。
1か月後
トータル −1kg
1日8000歩を目標にウォーキングを1時間ほど行い、夕食は炭水化物を抜く。
6か月後
トータル −2kg
体重が増減を繰り返すため、ウォーキングを続けながら、糖質少なめの食事にチェンジ。

もりもり食べて、みるみるやせた！

私と母のダイエット記録

成功の秘訣は「太りにくい＆やせやすい体」

ダイエットすると決めてから、いろいろチャレンジしましたが、どれも続かず失敗！ そこで、特定のものだけ食べたり、ひかえたりせず、「栄養をバランスよくとる」ことだけ考え、まんべんなくしっかり食べるようにしました。年齢とともに落ちていく代謝を、キープあるいはアップさせて、「太りにくい＆やせやすい体作り」にとり組んだのです。

その結果、肌があれたり、体調を崩すこともなく、あとからはじめた50代の母ともども大成功！ おまけに今も理想体型のまま。「きれいにやせる」「リバウンド知らず」という特典もついていたのでした！

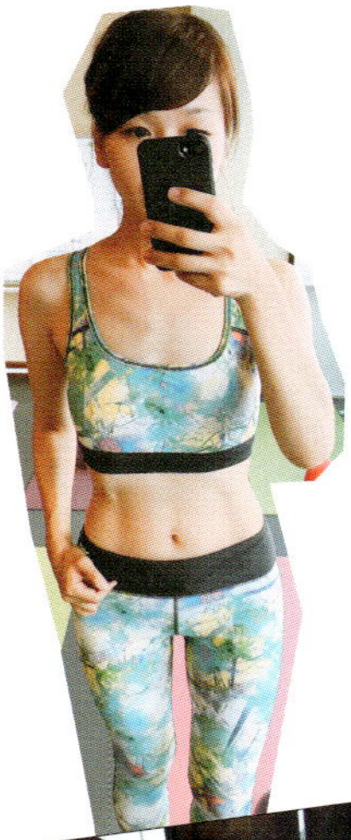

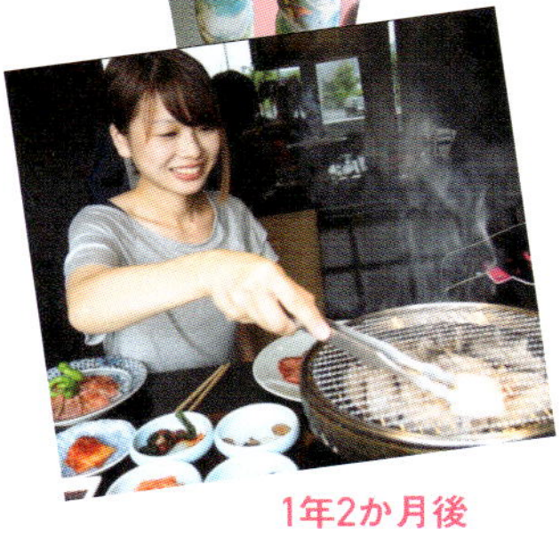

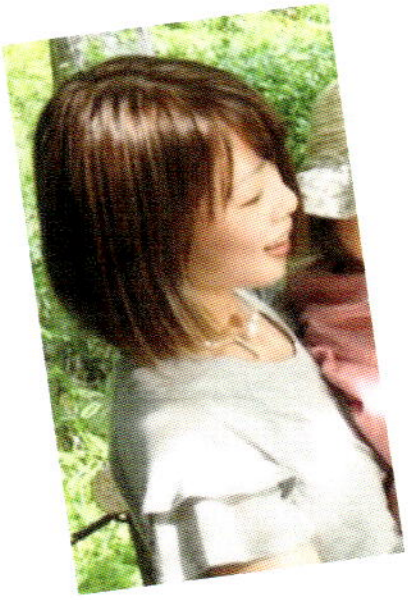

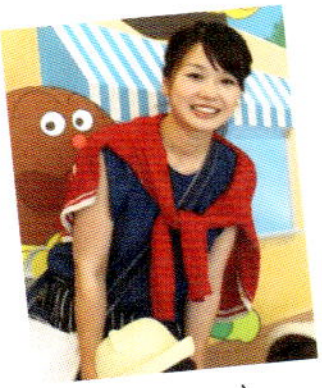

6か月後
トータル −9kg

停滞期が去ると、また
スルッと落ちるように！

2回目の停滞期

体重を量るペースを毎日から週に1回に落とし、体重を気にせず、バランスよく食べることに。

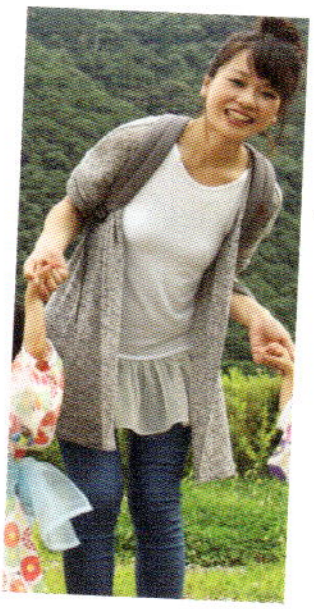

10か月後
トータル −15kg

-10kg超えし、産後着ていた服が全部着られなくなり、断捨離。うれしい悲鳴！

3回目の停滞期

やせるスピードにブレーキがかかり、時間だけが経つ日々。小刻みに目標を決めて、小さな達成感を積み重ねることに。

1年2か月後
トータル
−16kg

理想の体型をキープできるように！ 食べても「太りにくい＆やせやすい体」になれたよう！

現在

12か月後
トータル −10kg

冷たいものをさけ、白湯を飲みはじめる。
お酒の量が減り、薄めの味つけを好むように。

1回目の停滞期

やせないのを年齢のせいだと考え、ダイエットを断念。
でも、やせたい気持ちをあきらめきれず、MONAに相談。「食事内容の見直し」「1日の食事のメインを昼食に設定」「階段の昇り降り」「マッサージ」をはじめることに。

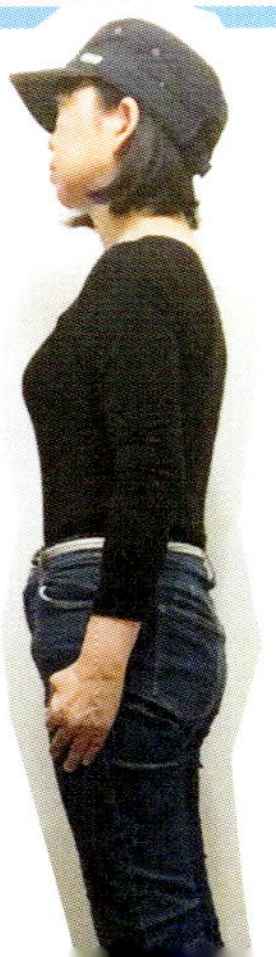

1年6か月後
トータル
−12kg

現在49kg、いいコンディションをキープ中。妊婦のようだったぽっこりおなかが、ぺったんこ！
バランスよく食べることで筋肉量がアップしたのか、重たい荷物も持てるように。

8か月後
トータル −8kg

大幅ダウンに成功！
さらなるダウンを目指し、「階段の昇り降り」「マッサージ」を強化。

※このグラフは見やすいよう少しずらしています

Contents

Chapter 1

MONA流「バランスよく食べてきれいにやせる」メソッド

Chapter 2

「バランスよく食べてきれいにやせる」献立表&レシピ

column

監修 荒牧麻子（栄養）
撮影 柿崎真子
デザイン mocha design
フードコーディネイト 中村弘子
フードコーディネイトアシスタント 植田有香子
イラスト Tamy
編集 鶴留聖代
制作協力 UTSUWA
校正 文字工房燦光

※本書掲載の献立のダイエット効果については個人差があります。また、ダイエットを続けて体調がすぐれない、体に異変を感じた場合は、直ちにおやめください。ご自身の体調にご配慮いただき、ご自身の責任においてお進めいただきますようお願いいたします。
※妊娠中の方および、医療機関を受診されている方は、医師に相談をしてください。

Chapter

1

MONA流「バランスよく食べてきれいにやせる」メソッド

実体験から得たメソッドを紹介します。
栄養の話が出てきて、少し難しく感じるかもしれませんが、
基本は「楽しくバランスよく食べる」だけです。

考え方をかえて−15kg MONA流メソッド

カロリーに振りまわされない

やせるならカロリー計算！と信じていた私は、ダイエットを開始すると、ごはんのたびにカロリー表とにらめっこ。すると、カロリーオーバーを気にするあまり、とうとう食べものが数字と一緒に見えるように。大好きで楽しみな食事の時間が、猛烈にストレスフルな時間にかわっていきました。

そこで、一度立ちどまって、いろいろなダイエットを試して得た知識と実体験を照らしあわせてみたところ、肝心なのは、カロリーを計算して食べることではなく、栄養がきちんととれるように食べているかどうかだと気づかされました。

「年齢とともに落ちていく代謝をキープするにはタンパク質が必要」「太る原因になる血糖値の上下動にはタンパク質と脂質が有効」……、ポイントを考えると、栄養をまんべんなくとるのがやせる近道、やせるにはしっかり食べるべきだと痛感したのです。

食べることは空腹を満たすだけでなく、体を作ること。やせてもすぐにリバウンドしたり、体の調子を崩す原因を作ってしまっては残念です。いつまでも健康で、理想の体型でいたいですから！

method 1

メインメソッド

「バランスよく食べる」

「太りにくい&やせやすい体」を作る

健康でありつつ理想の体型になるには、とにかく「バランスよく食べる」こと！特にタンパク質不足は、筋肉を減らし、太りやすい＆やせにくい体にしてしまうので注意しましょう。また、タンパク質を上手に分解させるには、ビタミンやミネラルも必要です。一緒にとるように心がけます。

「ながら食べ」しない

何をどれだけ、どんな味つけで食べたか意外と正確に思い出せないもの。「ながら食べ」だとなおさら覚えていません。食べるものを選ぶ時、食べたものの記憶が役立ちます。また、食べることに集中すると、噛む回数が増え、少量で満足感を得られるので、よりやせやすくなります。

MONA流 成功するダイエット

method 2

サポートメソッド

「たっぷり寝る」

食べやせを強力にバックアップしてくれるのが睡眠。成長ホルモンが活発に働き、体脂肪や内臓脂肪を減らしたり、代謝キープ＆アップに必要な筋肉を成長させてくれます。私は運動より睡眠を重視し、運動できない日はたっぷり寝るよう心がけていました。また、できれば夕食は早めにすませ、胃の中の食べものが消化された状態で眠りにつきます。質のよい睡眠をとると、やせるばかりか、肌も髪もきれいになって、いいことばかりです。たっぷり寝て早起きすれば、朝活もできて気分よく1日が過ごせます。

method 3

サポートメソッド

「フリーな時間にスクワット」

もう1つの強力なバックアップ要素は筋肉。食べたものをエネルギーにかえ、「太りにくい＆やせやすい体」を作ってくれます。筋肉のもとになるタンパク質をとりながら、どこでもできるスクワットで鍛えていきます（P126）。ポイントは回数よりフォーム。トイレに立つたびに行うなど、習慣づけるとより効果的です。血行がよくなるので、体も冷えにくくなります。

ストレスなくできる

5つの食べやせルール

無理なくやせグセをつける

私流のダイエットの特徴は、2週間の「デトックス&リセット期」と2週間の「代謝アップ期」を経て、はじめに「太りにくい&やせやすい体」を作ることにあります。

この間は、食べるものを選びながら「常におなかを満たす」ことで、太る原因になる血糖値の急激な上下動を防ぎます。おやつを活用して「甘いものを我慢しない」のもポイントです。「食べやせメニューを作りおき」しておけば、オフィスでも忙しい時でも続けられます。

しかし、無理は厳禁。外食も週に1回程度ならＯＫです。4週間がおわる頃には、理想の体型まで無理なくダイエットできる体になり、健康的で太りにくい&やせやすい食事が習慣づいているでしょう。

1. デトックス&リセット期を作る
2. 代謝アップ期を作る
3. 常におなかを満たす
4. 甘いものを我慢しない
5. 食べやせメニューを作りおきする

ルール 1

デトックス&リセット期を作る

たまっているものを体から出す

体内には代謝できずに残った老廃物や、添加物を含む食品などからもたらされた不要物が少なからず蓄積しています。まずは、今までの生活でたまった毒素を排出し、本来の状態にリセットします。

発酵食品や低ＧＩ食品（血糖値を上昇させる速度の緩やかな食品）、食物繊維が豊富な食品、水分をバランスよくとり、体にたまったいらないものを落としていきます。

はじめはもの足りなく、少しハードに感じるかもしれませんが、すぐに慣れてくるので最初が肝心です！　続けていくうちにだんだん体が軽くなり、肌もきれいになります。便秘がちな場合も、お通じがよくなるでしょう。次のページでおすすめの食材を紹介します。

「早食い」は大敵！
ゆっくり食べる習慣づけを

太る原因の1つが「早食い」。早く食べるほどもの足りなさを感じ、たくさん食べてしまいます。意識して噛む回数を増やしながら、ゆっくり食べるようにします。お茶や水で流し込むのも厳禁！　習慣づくまでは、「ひと口食べたら箸をおく」ようにするのもおすすめです。少ない量で大きな満足感が得られるようになります。

デトックス&リセット期におすすめの食材

発酵食品

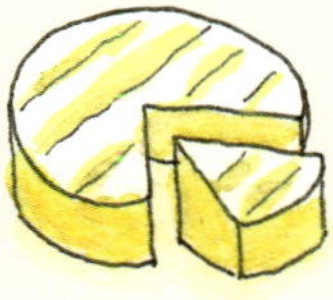

カマンベールチーズ

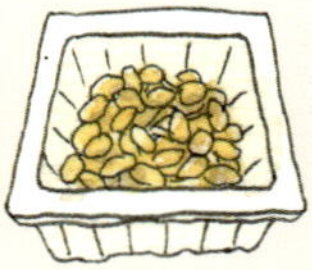

納豆

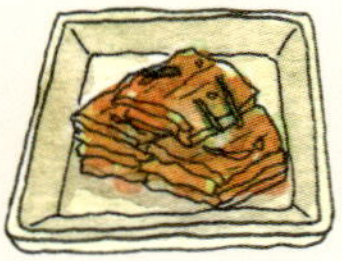

キムチ

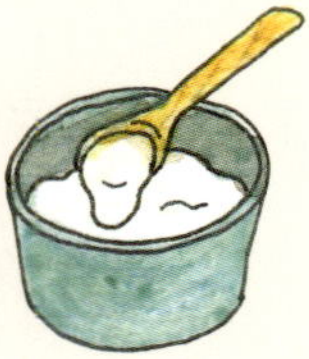

無糖ヨーグルト

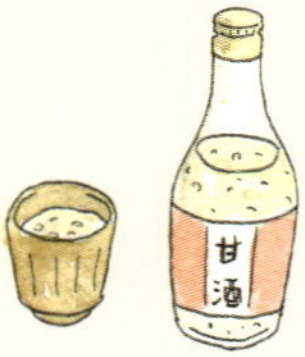

甘酒

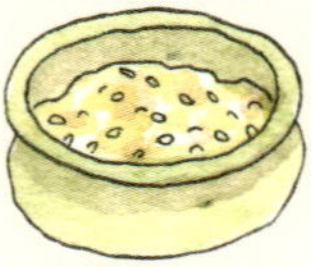

塩麹

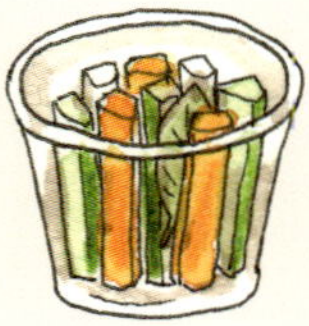

野菜ピクルス

食物繊維が豊富な食材

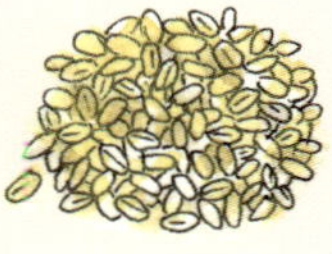

もち麦

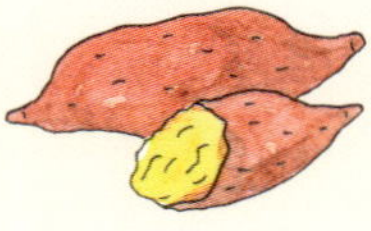

さつまいも

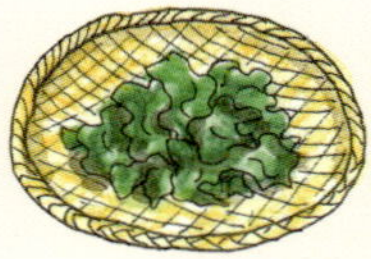

海藻

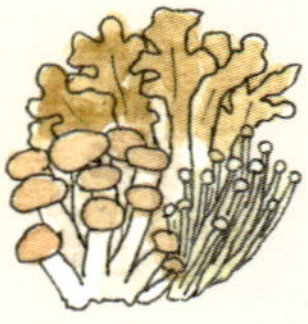

きのこ類

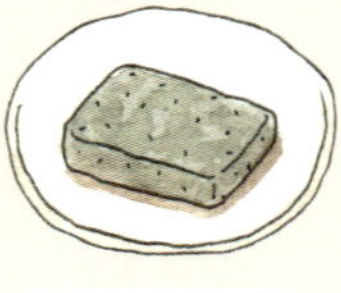

こんにゃく

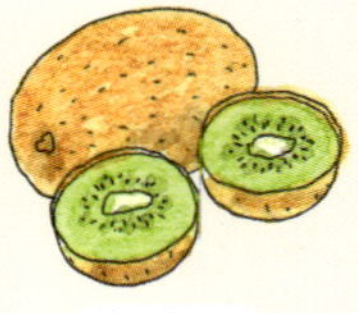

キウイ

タンパク質やビタミン、ミネラルといったダイエットに欠かせない栄養を、バランスよくとる目安にしましょう。

レインボーフード

赤	トマト、赤パプリカ、にんじん、りんご、いちご、かつお、えび、鮭など
黄	黄パプリカ、かぼちゃ、レモン、卵など
緑	キウイ、アボカド、ブロッコリー、にら、おくら、ほうれん草、小松菜など
紫	なす、紫たまねぎ、紫キャベツ、さつまいも、ブルーベリー、あずきなど
茶	きのこ、玄米、アーモンド、豚肉、牛肉、みそ、納豆など
白	たまねぎ、長いも、しょうが、にんにく、豆腐、豆乳、鶏肉、ヨーグルトなど
黒	わかめ、のり、昆布、こんにゃく、黒ごま、黒まめ、プルーン、レーズンなど

まごわやさしい食材

ま＝**まめ**　あずき、黒豆、納豆、グリーンピースなど

ご＝**ごま**　ごま、くるみ、くり、ぎんなん、松の実など

わ＝**わかめ**　わかめ、のり、昆布、もずくなど

や＝**野菜**　緑黄色野菜、淡色野菜、根菜類など

さ＝**魚**　まぐろ、さば、たこ、えび、鮭、あじ、いわし、あさり、かき、しじみなど

し＝**しいたけ**　しいたけ、えのきたけ、まいたけ、なめこなど

い＝**いも**　さつまいも、長いも、じゃがいも、こんにゃくなど

ルール 2

代謝アップ期を作る

「太りにくい&やせやすい体」のベースを作る

デトックスとリセットが完了したら、筋肉を増やして食べた分を燃焼できる体を作ります。

そのためには、タンパク質を積極的にとります。肉や魚、卵、乳製品などの動物性タンパク質と、豆や大豆製品などの植物性タンパク質に分けられますが、どちらも大切です。

代謝を活性化させる酵素が豊富なキウイ、皮つきりんごなどのフルーツも忘れずに。タンパク質の多いゆで玉子やヨーグルトなどと交代でおやつにします。

代謝アップにはとにかく「バランスよく食べる」こと。空腹なほど筋肉が消費されるため、食べない&タンパク質不足のダイエットはNGです。筋肉が減る↓代謝ダウン↓太るの負のスパイラルにハマってしまいます。

糖質も必要！　それなら、より効果的にとる

血糖値を左右する糖質はゼロに近づけたくなるもの。しかし、足りないとエネルギー不足になり、筋肉が消費され、減ってしまいます。そこで糖質を効果的にとるために、まずは主食を玄米にしませんか？白米より栄養が豊富で低カロリーです。糖質を緩やかに吸収するもち麦をプラスするとなおいい！　全粒粉のパンや麺、天然砂糖など、茶色いものがいいと言われる理由はここにあるのです。

タンパク質が豊富な食材

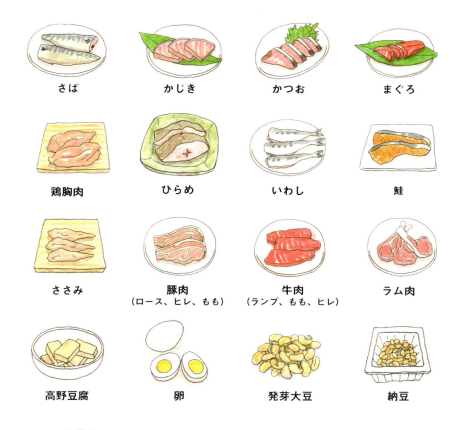

さば

かじき

かつお

まぐろ

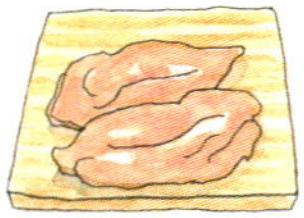
鶏胸肉

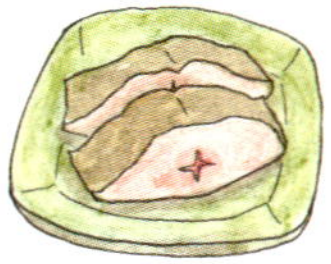
ひらめ

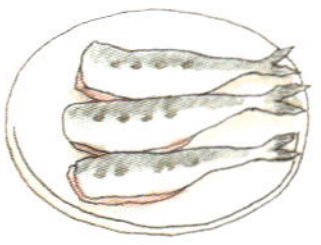
いわし

鮭

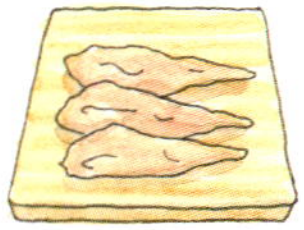
ささみ

豚肉
（ロース、ヒレ、もも）

牛肉
（ランプ、もも、ヒレ）

ラム肉

高野豆腐

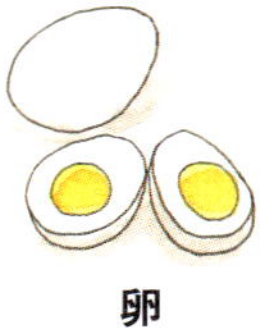
卵

発芽大豆

納豆

理想のタンパク質摂取量

体重や活動量でタンパク質の摂取量が決まります。
ダイエット中の目安は次のとおりです。

1日 =「体重(kg) × 1～1.2」g

1食 =15 ～ 20g

ルール

3 常におなかを満たす

朝、昼、晩のごはんに、2回のおやつもOK！

空腹を我慢して食べなければやせます。しかし、体は「命の危機！」とばかりに、少しでも多くのエネルギーを蓄えようと必死に働くため、太りやすい&やせにくい体になってしまいます。体がエネルギーを欲するあまり筋肉を消費して、代謝がさがってしまうのを防ぐためにも、おなかは空腹を感じない程度に満たしておく必要があるのです。

私の場合、空腹状態でいるのがかなりのストレスで、いざ食べるとドカ食いしてしまう散々な状態でした。おなかがすきすぎないよう、おやつを活用し、空腹感と無縁となってからは、ストレスフリーで楽しくダイエットできるようになりました。

ただし空腹でなければおやつは不要！　おなかがすいたら食べるのです。

何をいつ食べる？ MONAのごはんスケジュール

ある日の食生活です。しっかり食べていると思いませんか？

朝食　6：30　レモン白湯（P25）、キウイ、ヨーグルト、
時短サラダ（P84）、さばと豆腐のみそ汁（P73）、もち麦玄米

間食　10：00　さつまいも（小、1/2個）

昼食　12：00　おからグラタン（P97）、ローストビーフサラダ（P35）

間食　15：00　甘酒豆乳（P125）

夕食　18：00　まごわやさしいプレート（P114）

ルール 4

甘いものを我慢しない

モチベーションのあがる、とっておきのごほうびに！

おやつを活用して足りない栄養を補給するのはもちろんですが、ごほうびとして単に食べたい甘いものを食べることもよしとしています。ダイエットは本来、食事療養。健康であるために一生続けていくものだと思っているので、常にストレスフリーでいたいのです。

ごほうびだから、専門店のケーキやおまんじゅう、デニッシュなど、いつもよりリッチなスイーツやパンを選ぶようにしています。「空腹を満たすものではなく、心を満たすもの」が基準です。

ただし、食べる時間を午後のおやつの時間にあわせたり、代謝アップに少しでも貢献できるよう、夏でも体をあたためるあたたかい飲みものを組みあわせるなど、ちょっとした工夫もしています。

ごほうびでも目安が欲しいなら……

食べたいものを食べられるのはうれしいけれど、目安が欲しいというのなら、栄養成分表示を参考にしてはどうでしょう？

カロリーやタンパク質、糖質、食物繊維の含有量がわかります。糖質や食物繊維の表示がない場合、「炭水化物－食物繊維＝糖質」、「炭水化物－糖質＝食物繊維」で計算できます。

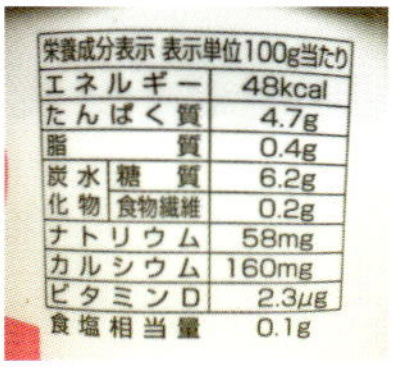
栄養成分表示 表示単位100g当たり
エネルギー 48kcal
たんぱく質 4.7g
脂質 0.4g
炭水化物 糖質 6.2g
食物繊維 0.2g
ナトリウム 58mg
カルシウム 160mg
ビタミンD 2.3μg
食塩相当量 0.1g

ルール 5 食べやせメニューを作りおきする

少しの作りおきで、余裕を持ってダイエット

家事や仕事が忙しいと料理する時間がとれなくて、外食やおそうざいに頼ってしまいがちです。そうなると、ダイエットのモチベーションは、少しずつさがってしまいます。

私は残念なことにならないよう、時間がある時に作りおきしています。「今からは楽しく食べてやせる時間！」とポジティブな気持ちに、すんなり切り替われるよう準備しておくのです。ダイエット中は、心の余裕も大切。ごはんを時短で用意できるのも、うれしいかぎりです。

おすすめは少量作ること。「1週間分作らないと！」と躍起になっていた頃は、労力と時間を使い、疲れ果てていました。今は、週に2回、少しだけ作るので気楽。毎食おいしく食事できています。

作りおきの注意点

作りおきした料理がいたまないように次のことに気をつけています。

1. 保存容器（保存袋）は清潔に保ち、使う前に煮沸する
2. 完全に料理が冷めてから保存容器（保存袋）に入れる
3. 作った日をメモし、食べきる期限を守る

作りおきを時短で作るコツ

私がいつもやっていることは次の5つ。

1. 作るものをリストアップ＆見えるところに貼る
2. 使用予定の食材をはじめにまとめてカット
3. 湯を沸かしておく（何かと使うので便利）
4. 調理器具をフル活用
5. テンポのよい好きな音楽を流す

カロリーと上手につきあう

「カロリーに振りまわされない」とお話ししたのは、カロリーを気にするあまり、私のように「ごはんの時間＝つまらないもの」にして欲しくないから。また、カロリーオーバーというだけで、かたよった食事になったり、ダイエットに効果的な食材を食べなくなってしまうのも残念だからです。カロリーに一喜一憂せず、バランスよくしっかり食べ、体に栄養を満たして代謝を活発にさせる方が断然いいと考えています。

ただ、カロリー計算しないようにと言っているのではありません。上手につきあえるのなら、活用した方がいい！　私のように気にしすぎてしまうタイプでも、カロリーをスルーできないのなら、はじめに何となく主要な食材のカロリーを頭に入れておき、おやつ選びなど空腹を調整する際のヒントにしてはどうでしょう？

がっつり系のメニューが多い、代謝アップ期の１日の食事についてカロリーを見てみましょう。バランスよく食べればお通じもよくなり、体が軽くなってきます。理想の体型に近づいていると実感できれば、自然とカロリーを気にしなくなってきます。

代謝アップ期 第2週 5日目

Total 780 kcal

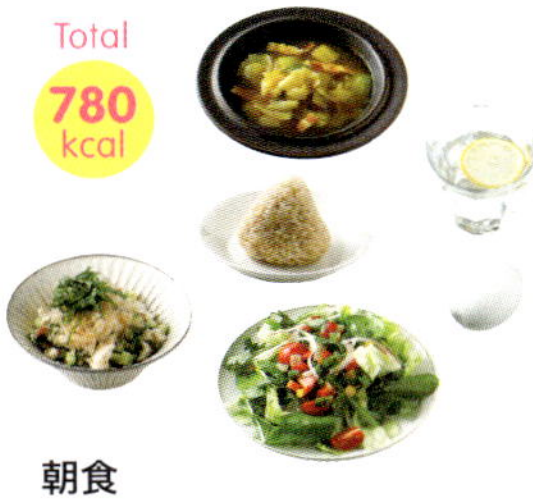

朝食

レモン白湯　3kcal、デトックス野菜スープ カレー風味　91kcal、時短サラダ　238kcal、ゆで玉子（塩なし、1個）76kcal、水晶鶏の梅豆腐あえ206kcal、もち麦玄米おにぎり（1個、100g）166kcal

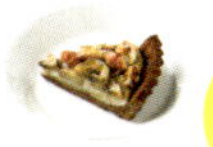

Total 192〜196 kcal

午前の間食

バナナとおからのメープルタルト（1/8個）　190kcal、あたたかい飲みものをあわせて（コーヒー［無糖］6kcal、紅茶［無糖］2kcal、緑茶3kcal）。

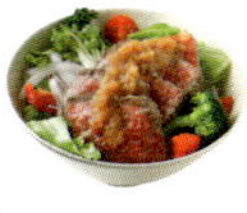

Total 469 kcal

昼食

ローストビーフ丼　469kcal

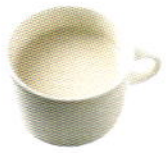

Total 95 kcal

午後の間食

甘酒豆乳（甘酒1：豆乳1、コップ1杯）95kcal

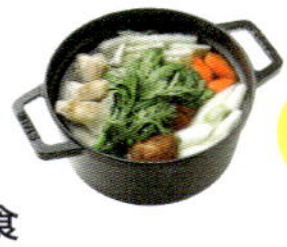

Total 358 kcal

夕食

野菜もりもりの水炊き　358kcal

献立表 (P26 ～ 33) の見方

「太りにくい&やせやすい体」のベースを作る「デトックス&リセット期」と「代謝アップ期」に、私と母が実際に食べた献立を紹介しています。やせるペースには個人差があるので、なかなか結果が出なくてもあせらないようにしましょう。

朝食

朝食は点線で囲ったものが1日分です。各週のメニューを毎朝順番に食べていきます。

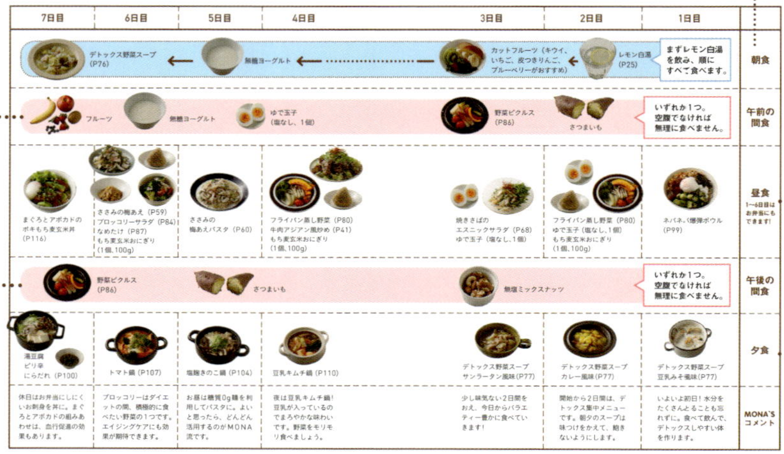

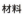

7日目	6日目	5日目	4日目	3日目	2日目	1日目	
デトックス野菜スープ (P76) ←		無糖ヨーグルト ←		カットフルーツ（キウイ、いちご、皮つきりんご、ブルーベリーがおすすめ）←	レモン白湯 (P25)	まずレモン白湯を飲み、順にすべて食べます。	朝食
フルーツ	無糖ヨーグルト		ゆで玉子 (塩なし、1個)	野菜ピクルス (P86)	さつまいも	いずれか1つ。空腹でなければ無理に食べません。	午前の間食
まぐろとアボカドのポキもち麦玄米丼 (P116)	ささみの梅あえ (P59) ブロッコリーサラダ (P84) なめたけ (P87) もち麦玄米おにぎり (1個、100g)	ささみの梅あえパスタ (P60)	フライパン蒸し野菜 (P80) 牛肉アジアン風炒め (P41) もち麦玄米おにぎり (1個、100g)	焼きさばのエスニックサラダ (P68) ゆで玉子 (塩なし、1個)	フライパン蒸し野菜 (P80) ゆで玉子 (塩なし、1個) もち麦玄米おにぎり (1個、100g)	ネバネバ爆弾ボウル (P99)	昼食 1～6日目はお弁当にもできます!
野菜ピクルス (P86)		さつまいも		無塩ミックスナッツ		いずれか1つ。空腹でなければ無理に食べません。	午後の間食
湯豆腐 ピリ辛にらだれ (P100)	トマト鍋 (P107)	塩麹きのこ鍋 (P104)	豆乳キムチ鍋 (P110)	デトックス野菜スープ サンラータン風味(P77)	デトックス野菜スープ カレー風味(P77)	デトックス野菜スープ 豆乳みそ風味(P77)	夕食
休日はお弁当にしにくいお刺身を丼に。まぐろとアボカドの組みあわせは、血行促進の効果もあります。	ブロッコリーはダイエットの間、積極的に食べたい野菜の1つです。エイジングケアにも効果が期待できます。	お昼は糖質0g麺を利用してパスタに。よいと思ったら、どんどん活用するのがMONA流です。	夜は豆乳キムチ鍋! 豆乳が入っているのでまろやかな味わいです。野菜をモリモリ食べましょう。	少し味気ない2日間をおえ、今日からバラエティー豊かに食べていきます!	開始から2日間は、デトックス集中メニューです。朝夕のスープは味つけをかえて、飽きないようにします。	いよいよ初日! 水分をたくさんとることも忘れずに。食べて飲んで、デトックスしやすい体を作ります。	MONA`S コメント

間食

おなかがすいたら、どれか1つを食べます。
おなかがすいていない場合、食べません。

昼食&夕食

その日のおすすめの料理です。献立表を参考に食べましょう。

レシピの見方 (P34 ～ 123)

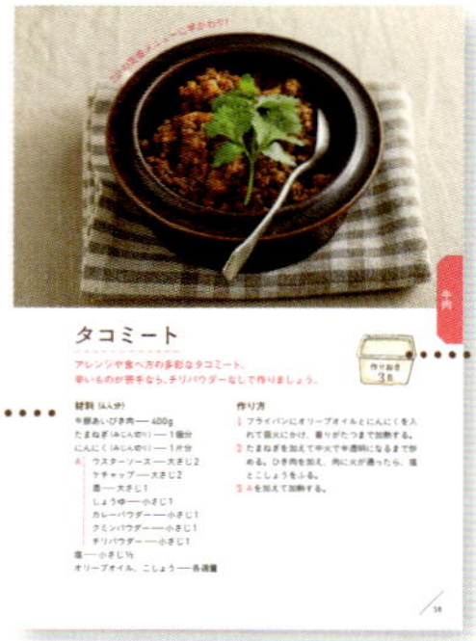

材料

用意する食材名に続けて、切り方と分量が書いてあります。

作りおきできる料理にだけ、作りおき日数が書いてあります。期限を守って食べましょう。

大さじ=15mℓ、小さじ=5mℓ。／卵はMサイズを使用しています。／自然派甘味料は「ラカントS」を使用しています。／電子レンジやトースター、オーブンの加熱・予熱時間は目安です。機種の特徴や気候などによって違いが出ることがあります。お使いの機種にそって調整してください。

Chapter

2

「バランスよく食べてきれいにやせる」献立表＆レシピ

私と母が「バランスよく食べてやせた」料理のレシピを紹介します。
やせたあとも活用できる料理ばかりなので、
私も母も、もちろん今でも食べています。

食べやせスタート!
「太りにくい&やせやすい体」を手に入れる

やせる一番の近道は、「バランスよく食べる」こと!

「今すぐやせたい」気持ちは、よくわかります。しかし、無理な食事制限で急激にやせるのはリバウンドや体調不良のもと。今までの食事内容を見直し、体から不要なものを出して「太りにくい&やせやすい体」を作るのが一番です。26ページから食べやせのモデル献立を紹介していきますので、参考にしてみてください。

　これまで食べていた量が多かったり、濃い味つけが好みだった場合、はじめの「デトックス&リセット期」(13ページ)には、もの足りなさを感じるかもしれません。ちょうどよい味覚にリセットするよい機会として、ポジティブにトライしましょう。「代謝アップ期」(16ページ)では、エネルギーをきちんと燃焼できる体へシフトさせます。そのため、とにかく食べて筋肉量をアップさせましょう。どちらの時期も、空腹加減や食べる量、時間帯を意識しながら、おやつを活用します。

　毎朝、「レモン白湯」を飲むことからはじめ、食事の中心は昼にします。「夜を制するものはダイエットを制する!」ということで、夜はなるべく早い時間に食べます。炭水化物はひかえたいところですが、食べたい場合、最後に食べるようにします。

食べやせ献立表の食べ方と食べる時間

「デトックス＆リセット期」と「代謝アップ期」でも、いつもとかわらず、朝昼晩3回の食事に加え、午前と午後の2回のおやつを食べます。

朝食

1日しっかり動くために、きちんと朝食を食べます。まず「レモン白湯」を飲み、フルーツ→ヨーグルト→スープ（「代謝アップ期」には、サラダや常備菜などをプラス）の順に食べます。「デトックス＆リセット期」から「代謝アップ期」に向かうにつれて、食べる量も増やしていきます。

午前の間食

おなかがすいたら10時を目安に、献立表のおやつの中から1つだけ食べます。おなかがすいていない場合、食べません。

昼食

お昼は炭水化物、タンパク質、食物繊維をバランスよく食べます。炭水化物のお米は、血糖値の上昇がより緩やかなもち麦玄米がおすすめです（P16）。玄米ともち麦を2：1の割合で炊きます。50gまたは100gごとに小分けにして冷凍保存しておくと、使い勝手よく重宝します。

午後の間食

おなかがすいたら15時を目安に、献立表のおやつの中から1つだけ食べます。おなかがすいていない場合、食べません。

夕食

できるだけ早い時間に、タンパク質と食物繊維が豊富にとれるものを食べます。お米（炭水化物）はなるべくひかえますが、どうしても食べたくなったら我慢せず、最後に食べます。ここでもおすすめは、もち麦玄米です。

※ダイエット中は、自分と家族の食事をそれぞれ用意します。
作りおきや共有できる料理をうまく活用し、無理やストレスがかからないようにしています。

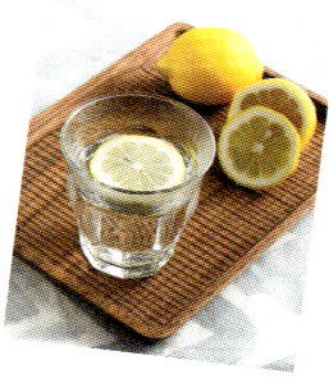

朝のはじまりは、レモン白湯から

白湯を飲んで体を内からあたためるのは、免疫力や代謝を高め、老廃物の排出を促すなど、さまざまな効果が期待できるから。またレモンは、さわやかな香りでリラックスできるだけでなく、食物繊維やビタミンC、クエン酸など、デトックスや美肌、ダイエットに効果的な成分が含まれています。

材料

白湯　適量
レモン（1㎝厚のスライス）1〜2枚（またはレモン汁 小さじ1）

作り方

❶白湯を用意し、50〜60℃のぬるめになるまで冷ます。
❷レモンを加える。

食べやせ献立表

デトックス&リセット期 第1週

やせ脳へシフトチェンジの1週間!

3日目	2日目	1日目	
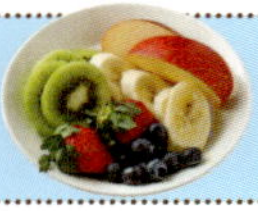 カットフルーツ（キウイ、いちご、皮つきりんご、ブルーベリーがおすすめ）	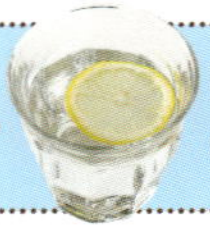 レモン白湯 (P25)	まずレモン白湯を飲み、順にすべて食べます。	朝食
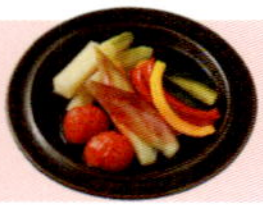 野菜ピクルス (P86)	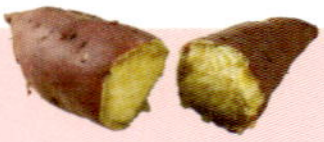 さつまいも	いずれか1つ。 空腹でなければ 無理に食べません。	午前の間食
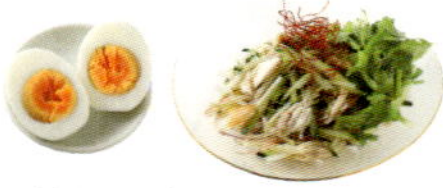 焼きさばの エスニックサラダ（P68） ゆで玉子（塩なし、1個）	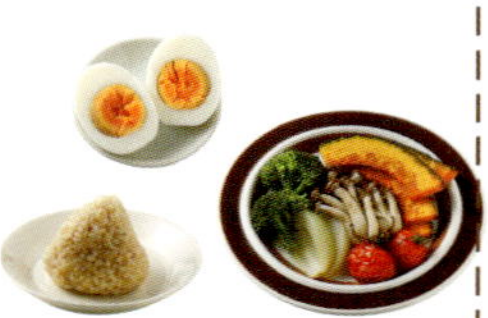 フライパン蒸し野菜（P80） ゆで玉子（塩なし、1個） もち麦玄米おにぎり （1個、100g）	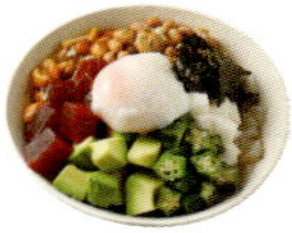 ネバネバ爆弾ボウル （P99）	昼食 1～6日目はお弁当にもできます!
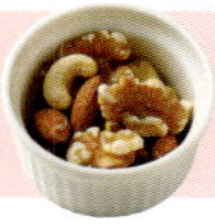 無塩ミックスナッツ		いずれか1つ。 空腹でなければ 無理に食べません。	午後の間食
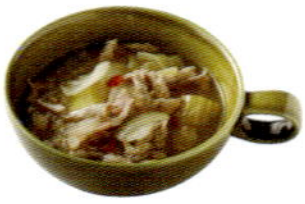 デトックス野菜スープ サンラータン風味(P77)	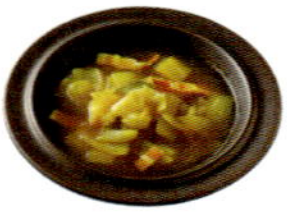 デトックス野菜スープ カレー風味(P77)	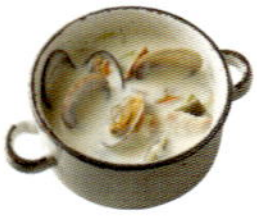 デトックス野菜スープ 豆乳みそ風味(P77)	夕食
少し味気ない2日間をおえ、今日からバラエティー豊かに食べていきます!	開始から2日間は、デトックス集中メニューです。朝夕のスープは味つけをかえて、飽きないようにします。	いよいよ初日! 水分をたくさんとることも忘れずに。食べて飲んで、デトックスしやすい体を作ります。	MONA'S コメント

この週のポイント

これまでの食生活を見直し、まずは味覚をリセットさせながら、デトックスしていきましょう！　最初は慣れるまで少し大変に思うかもしれませんが、1つずつしっかり噛んでゆっくり食べます。

<table>
<tr><th>7日目</th><th>6日目</th><th>5日目</th><th>4日目</th></tr>
<tr><td colspan="4">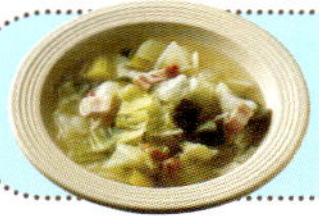 デトックス野菜スープ（P76） ← 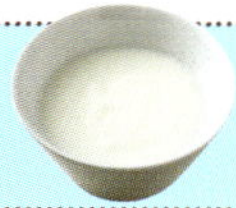 無糖ヨーグルト ← ………</td></tr>
<tr><td colspan="4">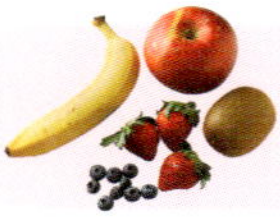 フルーツ 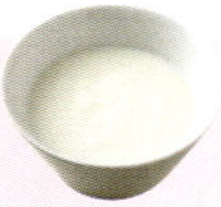 無糖ヨーグルト 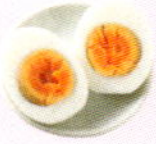 ゆで玉子（塩なし、1個）</td></tr>
<tr><td>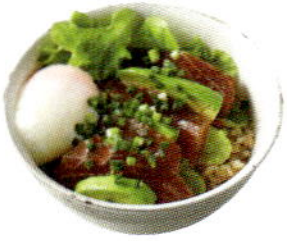
まぐろとアボカドのポキもち麦玄米丼（P116）</td><td>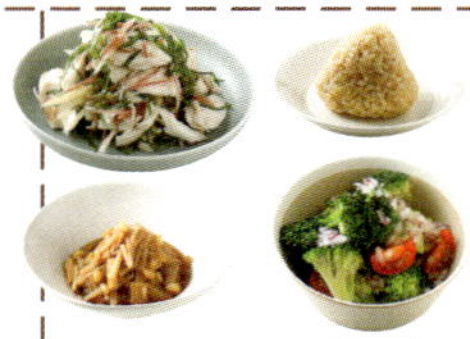
ささみの梅あえ（P59）
ブロッコリーサラダ（P84）
なめたけ（P87）
もち麦玄米おにぎり（1個、100g）</td><td>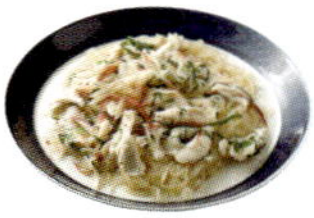
ささみの梅あえパスタ（P60）</td><td>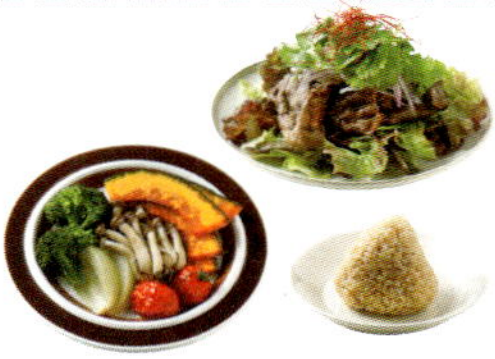
フライパン蒸し野菜（P80）
牛肉アジアン炒め（P41）
もち麦玄米おにぎり（1個、100g）</td></tr>
<tr><td colspan="4">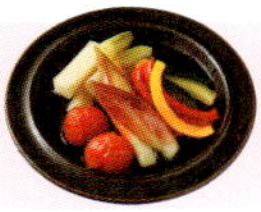 野菜ピクルス（P86） 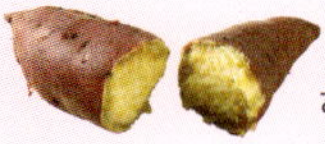 さつまいも</td></tr>
<tr><td>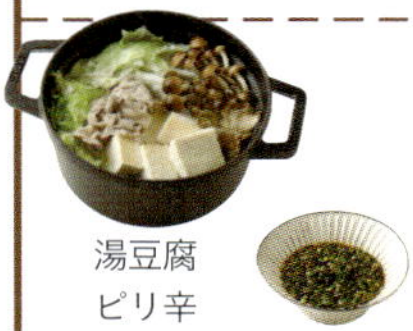
湯豆腐ピリ辛にらだれ（P100）</td><td>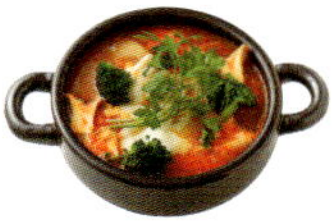
トマト鍋（P107）</td><td>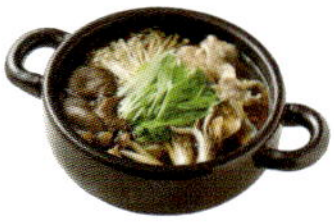
塩麹きのこ鍋（P104）</td><td>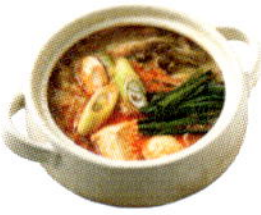
豆乳キムチ鍋（P110）</td></tr>
<tr><td>休日はお弁当にしにくいお刺身を丼に。まぐろとアボカドの組みあわせは、血行促進の効果もあります。</td><td>ブロッコリーはダイエットの間、積極的に食べたい野菜の1つです。エイジングケアにも効果が期待できます。</td><td>お昼は糖質0g麺を利用してパスタに。よいと思ったら、どんどん活用するのがMONA流です。</td><td>夜は豆乳キムチ鍋！豆乳が入っているのでまろやかな味わいです。野菜をモリモリ食べましょう。</td></tr>
</table>

食べやせ献立表

デトックス&リセット期 第2週

腸内をきれいにする1週間!

3日目	2日目	1日目	
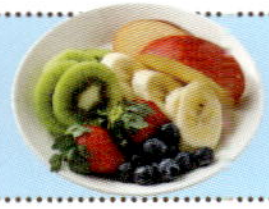 カットフルーツ（キウイ、いちご、皮つきりんご、ブルーベリーがおすすめ） ←	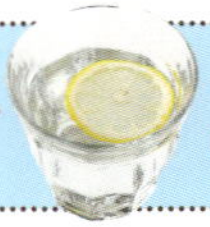 レモン白湯 (P25)	**まずレモン白湯を飲み、順にすべて食べます。**	朝食
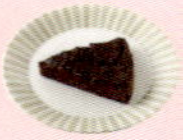 おからのココアケーキ (P118)	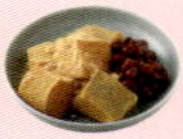 サイリウムきなこもち (P122)	**いずれか1つ。空腹でなければ無理に食べません。**	午前の間食
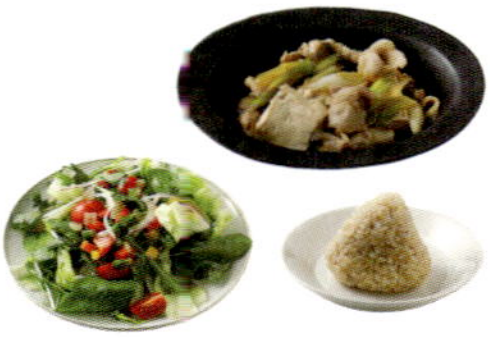 肉豆腐(P98) 時短サラダ (P84) もち麦玄米おにぎり （1個、100g）	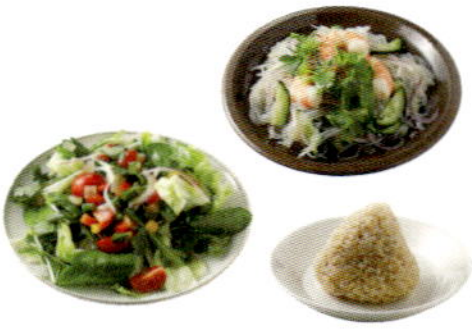 しらたきヤムウンセン(P90) 時短サラダ(P84) もち麦玄米おにぎり （1個、100g）	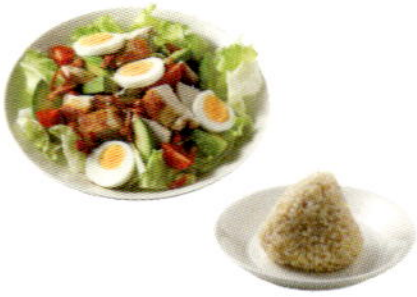 チキンコブサラダ(P62) もち麦玄米おにぎり （1個、100g）	昼食 1〜6日目はお弁当にもできます!
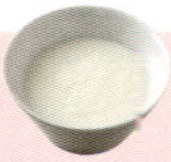 無糖ヨーグルト 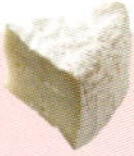 カマンベールチーズ	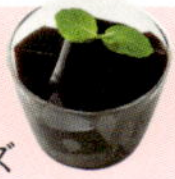 コーヒーゼリー(P120)	**いずれか1つ。空腹でなければ無理に食べません。**	午後の間食
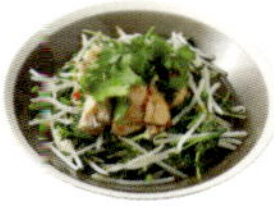 エスニックもやし蒸し鶏(P50)	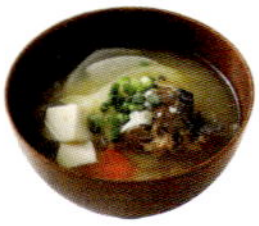 さばと豆腐のみそ汁 (P73)	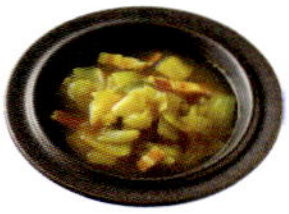 デトックス野菜スープカレー風味(P77)	夕食
肉豆腐に温泉玉子をトッピングしてもOK。卵はタンパク質が豊富で低糖質。ダイエット向きの食材です。	夜にもの足りなさを感じたら、サラダ系をプラスしても。	お昼はチキンでしっかりタンパク質補給。食べ応えも十分。	MONA'S コメント

この週のポイント

夜はなるべく体がため込みにくく、消化のよいものを選んで食べます。タンパク質、ビタミン、ミネラルをまんべんなくとって代謝しやすい体へシフトさせていきます。

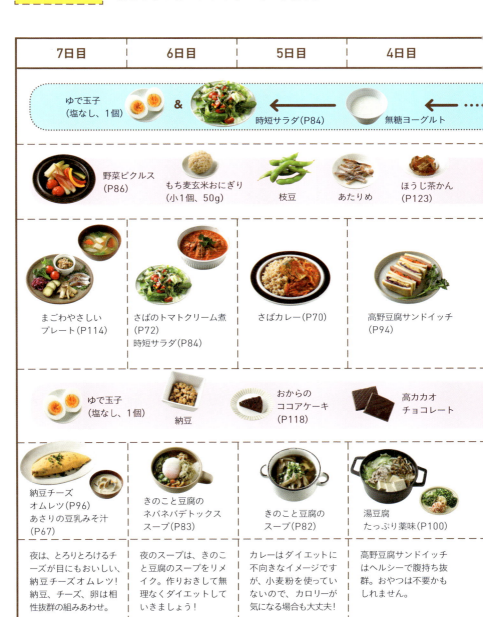

7日目	6日目	5日目	4日目
ゆで玉子 （塩なし、1個）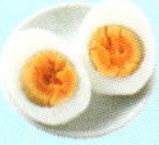 &	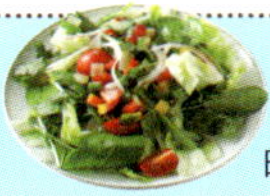 ←	時短サラダ(P84)	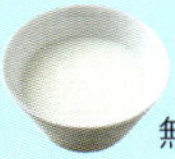 無糖ヨーグルト ←……
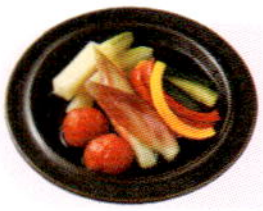 野菜ピクルス (P86)	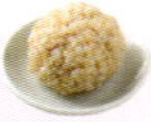 もち麦玄米おにぎり （小1個、50g）	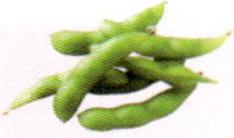 枝豆	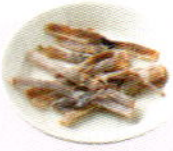 あたりめ 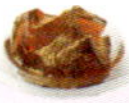 ほうじ茶かん (P123)
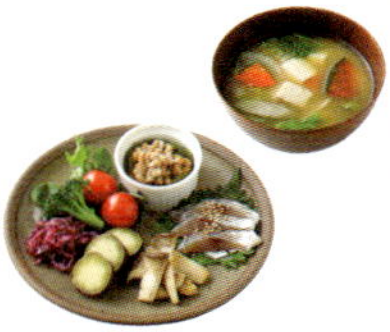 まごわやさしい プレート(P114)	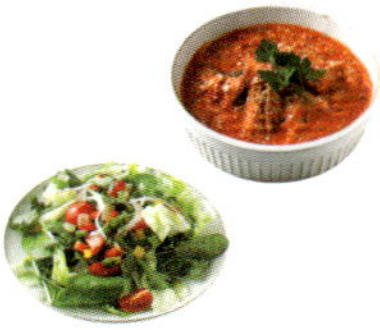 さばのトマトクリーム煮 (P72) 時短サラダ(P84)	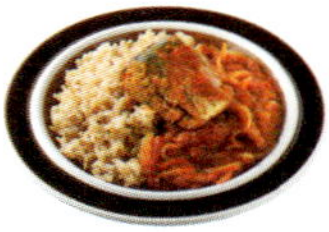 さばカレー(P70)	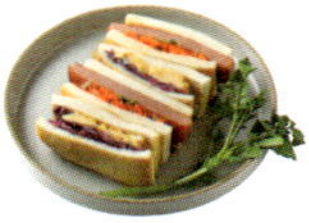 高野豆腐サンドイッチ (P94)
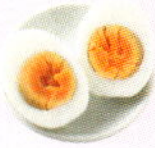 ゆで玉子 （塩なし、1個）	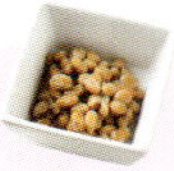 納豆	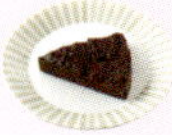 おからの ココアケーキ (P118)	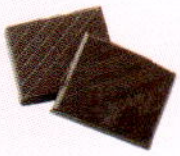 高カカオ チョコレート
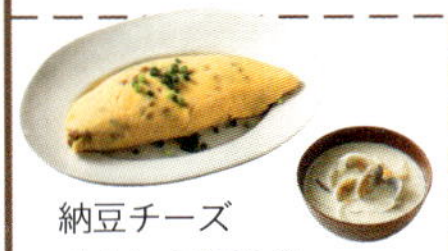 納豆チーズ オムレツ(P96) あさりの豆乳みそ汁 (P67)	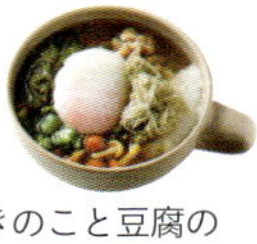 きのこと豆腐の ネバネバデトックス スープ(P83)	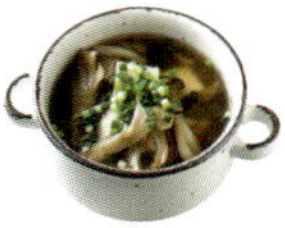 きのこと豆腐の スープ(P82)	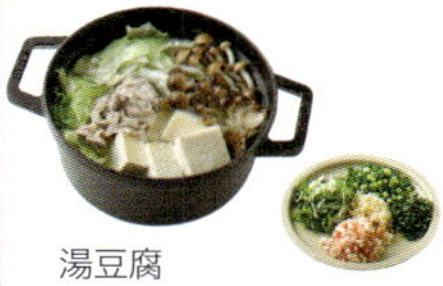 湯豆腐 たっぷり薬味(P100)
夜は、とろりとろけるチーズが目にもおいしい、納豆チーズオムレツ！納豆、チーズ、卵は相性抜群の組みあわせ。	夜のスープは、きのこと豆腐のスープをリメイク。作りおきして無理なくダイエットしていきましょう！	カレーはダイエットに不向きなイメージですが、小麦粉を使っていないので、カロリーが気になる場合も大丈夫！	高野豆腐サンドイッチはヘルシーで腹持ち抜群。おやつは不要かもしれません。

食べやせ献立表

代謝アップ期 第1週

食べて燃焼しやすい体になる1週間!

	1日目	2日目	3日目
朝食	まずレモン白湯を飲み、順にすべて食べます。 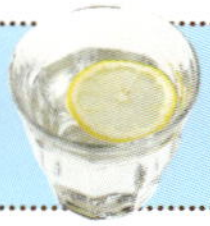 レモン白湯(P25)	→	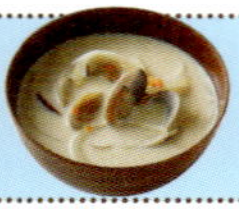 汁ものまたはスープ(本書掲載のもの)
午前の間食	いずれか1つ。空腹でなければ無理に食べません。 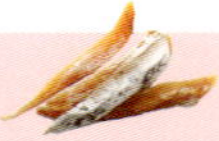 干しいも	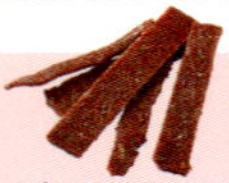 ビーフジャーキー	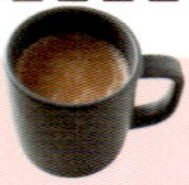 ホットココア
昼食 お弁当にもできます!	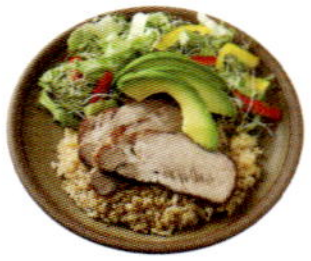 ローストポーク サラダプレート (P46)	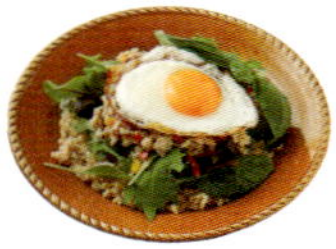 エスニックそぼろ もち麦玄米丼(P57)	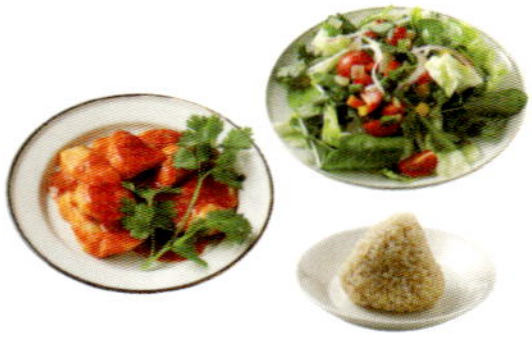 時短サラダ(P84) 水晶鶏チリ(P53) もち麦玄米おにぎり (1個、100g)
午後の間食	いずれか1つ。空腹でなければ無理に食べません。 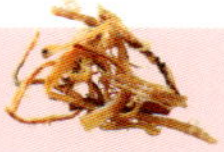 さきいか	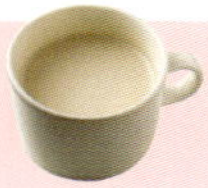 甘酒豆乳 (P125)	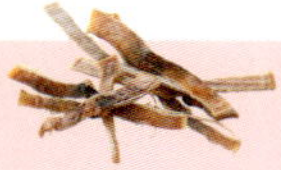 あたりめ
夕食	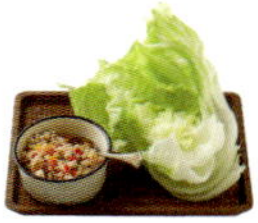 エスニックそぼろの レタス包み(P58)	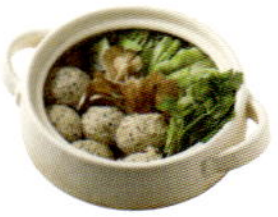 鶏だんごの塩鍋 (P112)	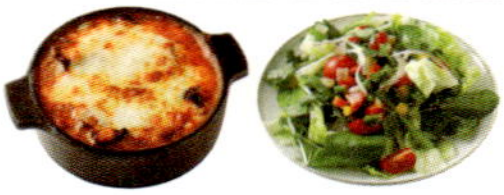 たことトマトのグラタン (P64) 時短サラダ (P84)
MONA'S コメント	週はじめからがっつりごはん! タンパク質補給&エネルギーチャージ万全です。	鍋は、家族で食べられて自分の量も調整しやすいメニュー。作りやすいのもうれしい!	私のダイエットの神メニューは、水晶鶏(P51)。とってもやわらかくて、アレンジもしやすい!

この週のポイント

引き続き、タンパク質、ビタミン、ミネラルをまんべんなくとり、糖質、脂質も不足しないようにします。
この時期は、とにかくバランスよくしっかり食べましょう。

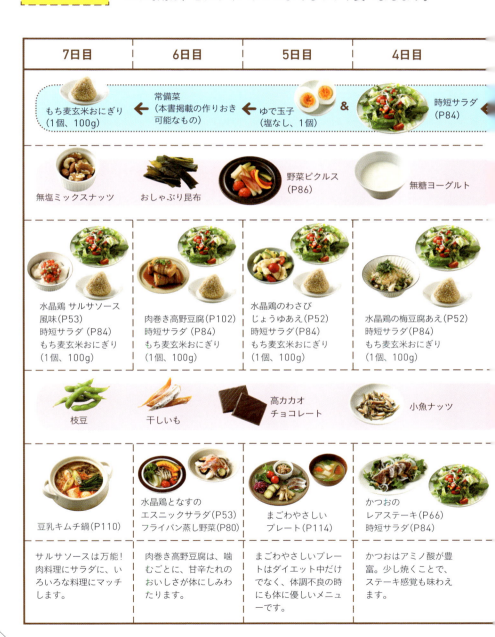

7日目	6日目	5日目	4日目
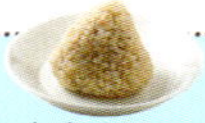 もち麦玄米おにぎり(1個、100g) ← 常備菜(本書掲載の作りおき可能なもの) ← 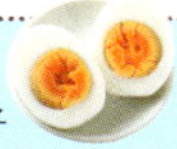 ゆで玉子(塩なし、1個) & 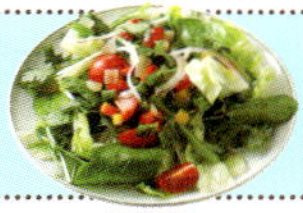 時短サラダ(P84)			
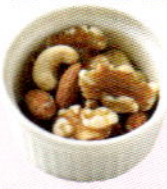 無塩ミックスナッツ	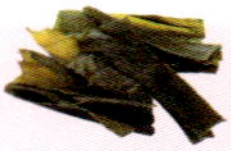 おしゃぶり昆布	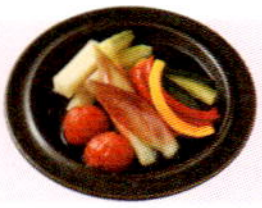 野菜ピクルス(P86)	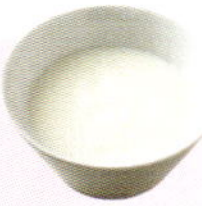 無糖ヨーグルト
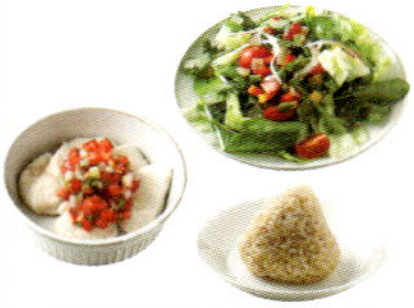 水晶鶏 サルサソース風味(P53) 時短サラダ (P84) もち麦玄米おにぎり(1個、100g)	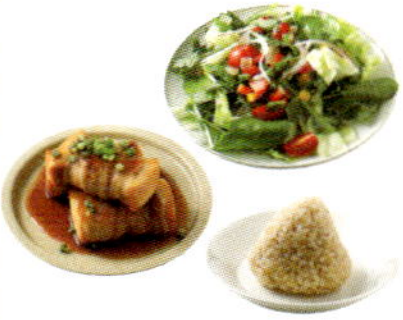 肉巻き高野豆腐(P102) 時短サラダ (P84) もち麦玄米おにぎり(1個、100g)	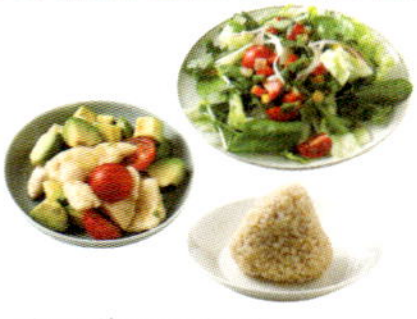 水晶鶏のわさびじょうゆあえ(P52) 時短サラダ(P84) もち麦玄米おにぎり(1個、100g)	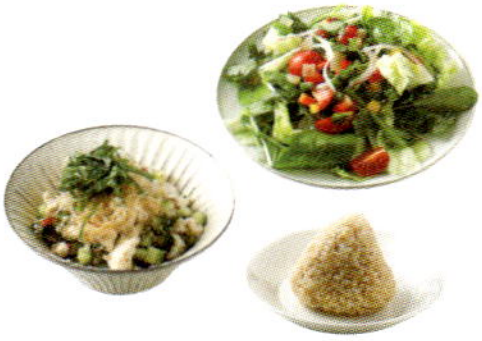 水晶鶏の梅豆腐あえ(P52) 時短サラダ(P84) もち麦玄米おにぎり(1個、100g)
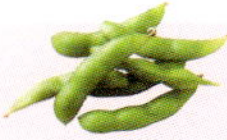 枝豆	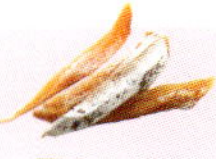 干しいも	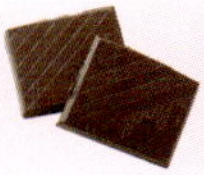 高カカオチョコレート	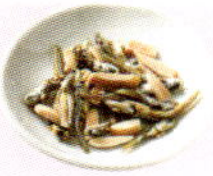 小魚ナッツ
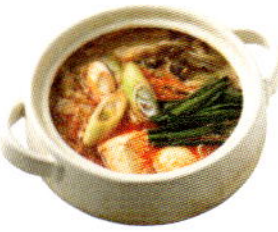 豆乳キムチ鍋(P110)	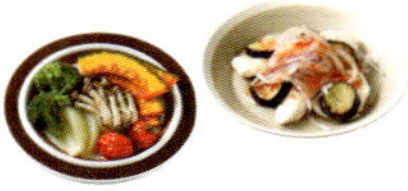 水晶鶏となすのエスニックサラダ(P53) フライパン蒸し野菜(P80)	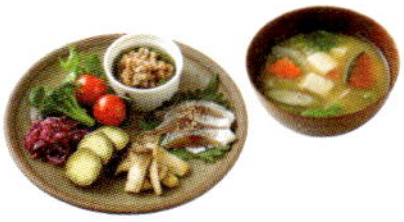 まごわやさしいプレート(P114)	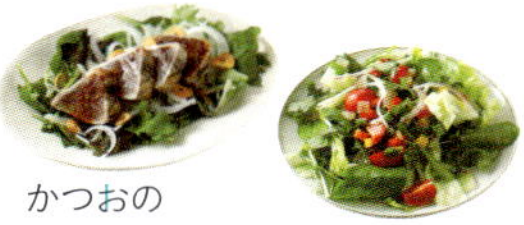 かつおのレアステーキ(P66) 時短サラダ(P84)
サルサソースは万能！肉料理にサラダに、いろいろな料理にマッチします。	肉巻き高野豆腐は、噛むごとに、甘辛たれのおいしさが体にしみわたります。	まごわやさしいプレートはダイエット中だけでなく、体調不良の時にも体に優しいメニューです。	かつおはアミノ酸が豊富。少し焼くことで、ステーキ感覚も味わえます。

食べやせ献立表

代謝アップ期 第2週

必要な栄養がわかる・身につく1週間！

	1日目	2日目	3日目
朝食	まずレモン白湯を飲み、順にすべて食べます。	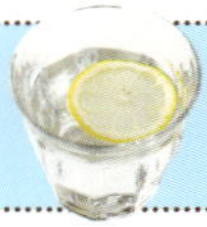 レモン白湯(P25) →	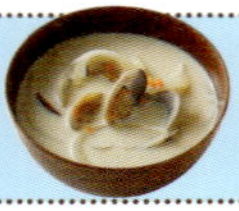 汁ものまたはスープ(本書掲載のもの)
午前の間食	いずれか1つ。空腹でなければ無理に食べません。	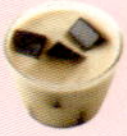 コーヒーゼリーとプリンのグラスデザート(P120)	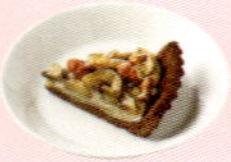 バナナとおからのメープルタルト(P118)
昼食 お弁当にもできます！	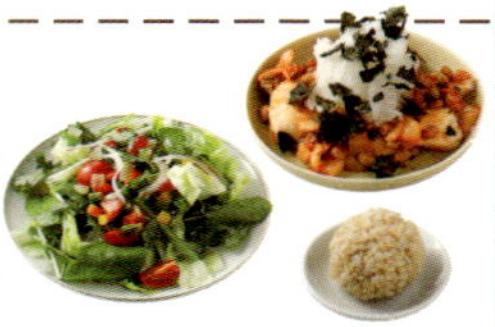 水晶鶏 納豆キムチおろし添え(P52) 時短サラダ(P84) もち麦玄米おにぎり(小1個、50g)	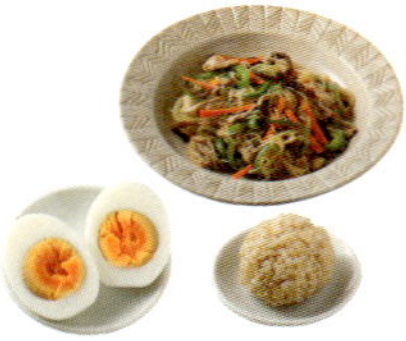 しらたきチャプチェ(P92) ゆで玉子（塩なし、1個） もち麦玄米おにぎり(小1個、50g)	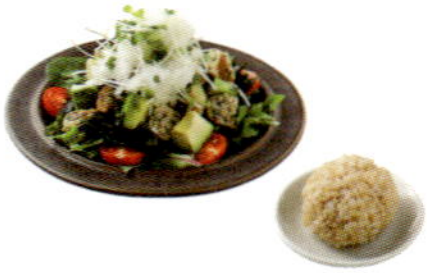 餃子バーグサラダ(P43) もち麦玄米おにぎり(小1個、50g)
午後の間食	いずれか1つ。空腹でなければ無理に食べません。	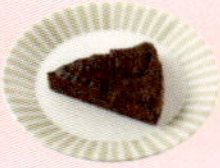 おからのココアケーキ(P118)	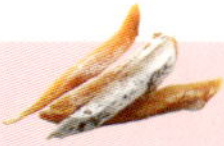 干しいも
夕食	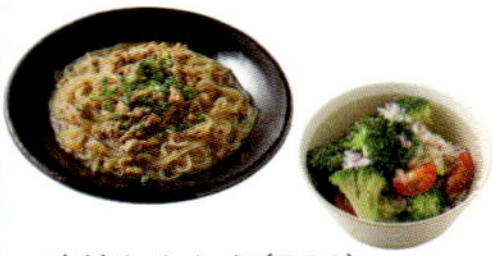 麻婆しらたき(P88) ブロッコリーサラダ(P84)	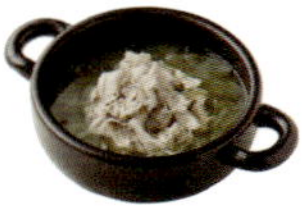 たまねぎしゃぶ鍋(P108)	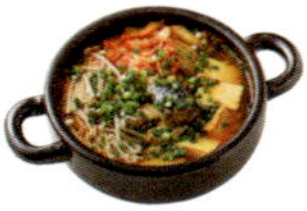 さばのチゲ鍋(P110)
MONA'Sコメント	ラスト1週間！やせ体質まであとちょっとです。	たまねぎしゃぶ鍋にあわせた、やみつき長ねぎ(P108)はおすすめ。これも、いろいろな料理にあいます。	私は餃子が大好き！ダイエットにマッチするようアレンジし、やせおかずとして活躍中！

この週のポイント

ダイエットをはじめた頃に比べると、食事もボリュームアップ！
栄養がかたよらないように気をつけながら、バランスよく
しっかり食べていきましょう。

<table>
<tr><th>7日目</th><th>6日目</th><th>5日目</th><th>4日目</th></tr>
<tr><td colspan="4">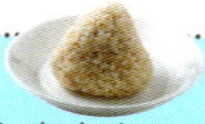 もち麦玄米おにぎり（1個、100g）＆ 常備菜（本書掲載の作りおき可能なもの）＆ 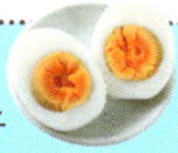 ゆで玉子（塩なし、1個）＆ 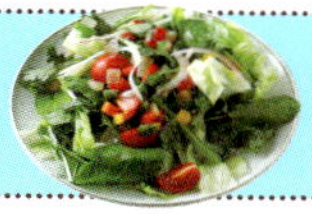 時短サラダ（P84）</td></tr>
<tr><td colspan="4">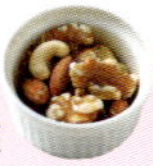 無塩ミックスナッツ 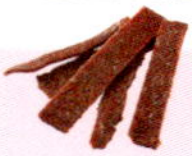 ビーフジャーキー 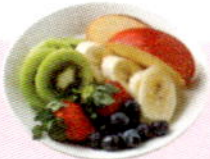 カットフルーツ 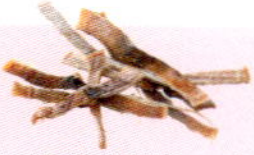 あたりめ 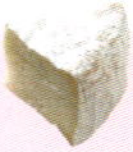 カマンベールチーズ 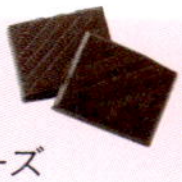 高カカオチョコレート</td></tr>
<tr><td>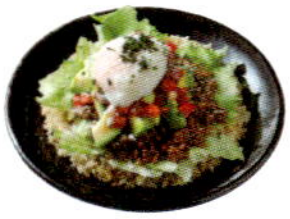
タコライス（P39）</td><td>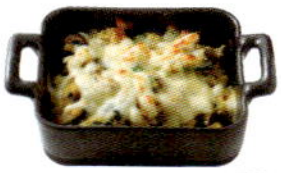
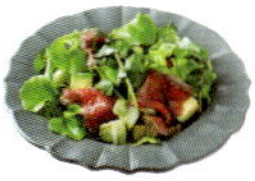
おからグラタン（P97）
ローストビーフサラダ（P35）</td><td>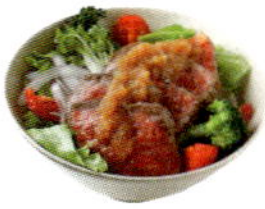
ローストビーフ丼（P35）</td><td>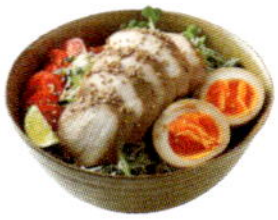
鶏胸肉チャーシューサラダ丼（P48）</td></tr>
<tr><td colspan="4">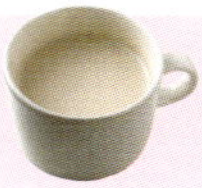 甘酒豆乳（P125） 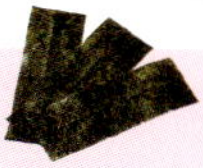 のり 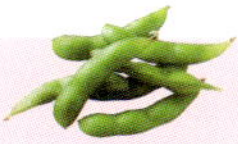 枝豆 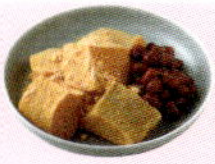 サイリウムきなこもち（P122）</td></tr>
<tr><td>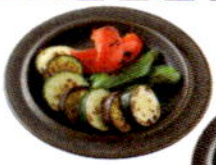
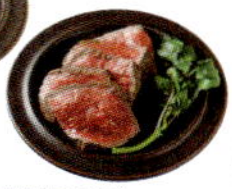
グリル野菜（P80）
ローストビーフ（P34）</td><td>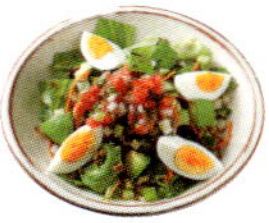
カラフルタコサラダ（P40）</td><td>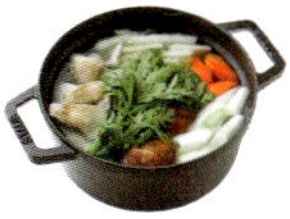
野菜もりもりの水炊き（P106）</td><td>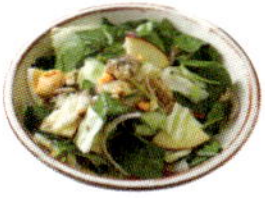
さばとりんごのパワーサラダ（P74）</td></tr>
<tr><td>4週間お疲れさまでした！ 味覚や体に変化があらわれてきていますか？</td><td>タコミート（P38）は、サラダに丼に大活躍。作りおきしておけば、あれこれ重宝します。</td><td>お昼にローストビーフ丼で満足したら、夜は野菜たっぷりの水炊きでバランスをとります。</td><td>バナナとおからのメープルタルトは、おからベースなので、食べても罪悪感のないおやつ。午前の間食におすすめ。</td></tr>
</table>

ローストビーフ

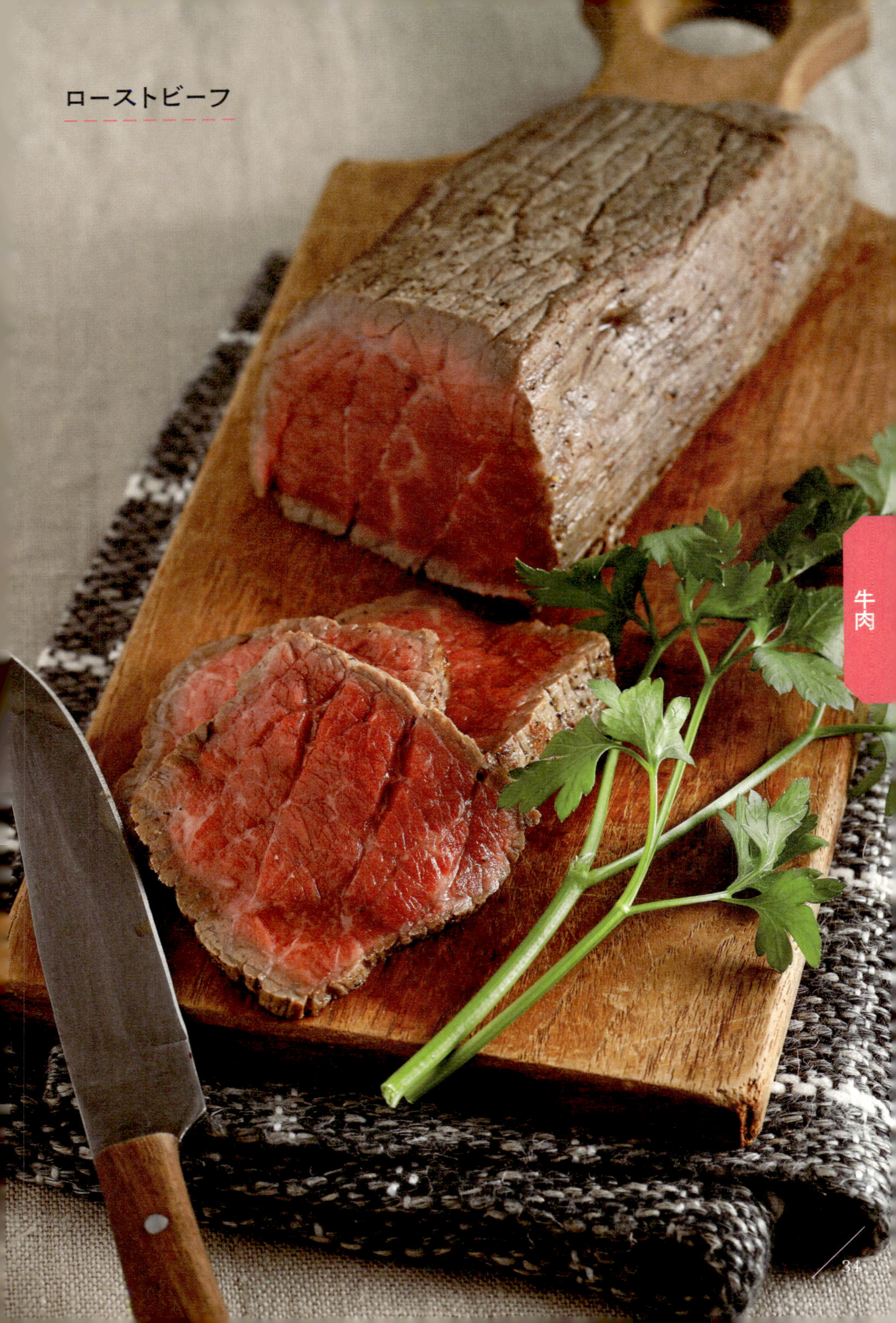

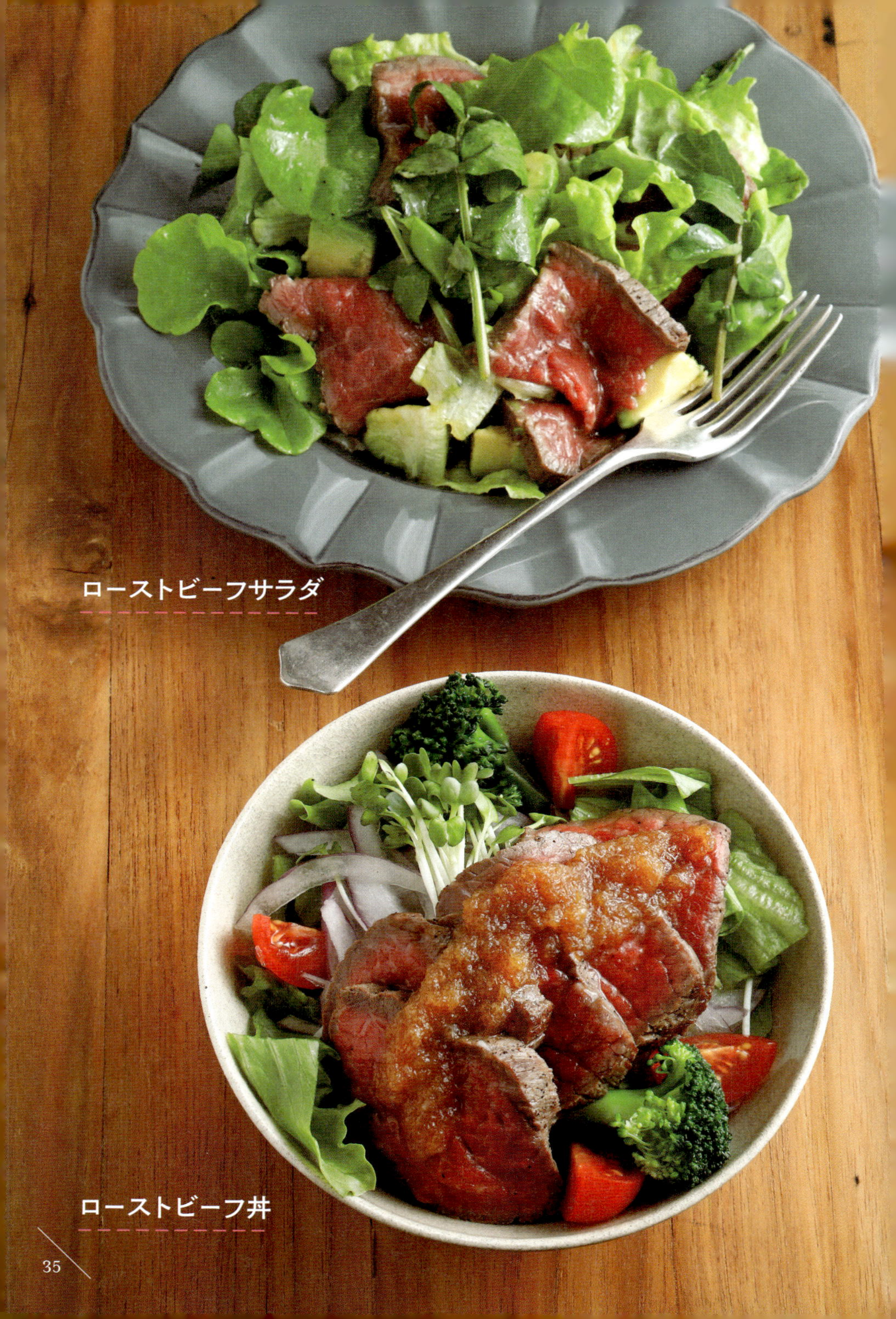

ローストビーフサラダ

ローストビーフ丼

ローストビーフ

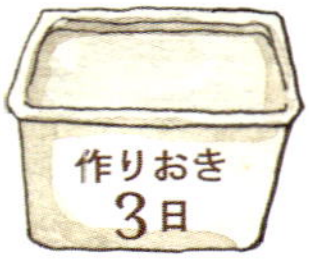

**タンパク質や鉄分が豊富で、実は低カロリー！
肉の脂肪の消化を促進するクレソンを添えて。**

材料（4人分）

牛もも肉（塊）── 400g
塩 ── 小さじ1
クレソン、オリーブオイル、こしょう ── 各適量

作り方

1 牛肉は室温に戻し、バットにのせ、塩とこしょうをまんべんなくふる。
2 フライパンにオリーブオイルを入れて中火にかけ、1を入れて全体に焼き色がつくまで焼く。
3 火をとめて2をとり出し、アルミホイルで巻く。
4 再びフライパンに戻し、ふたをして30分休ませ、余熱で火を通す。
5 フライパンからとり出し、室温で1時間ほど休ませる。
5㎜厚にスライスし、器に盛り、クレソンを添える。

作りおきしてサラダと丼にアレンジ！

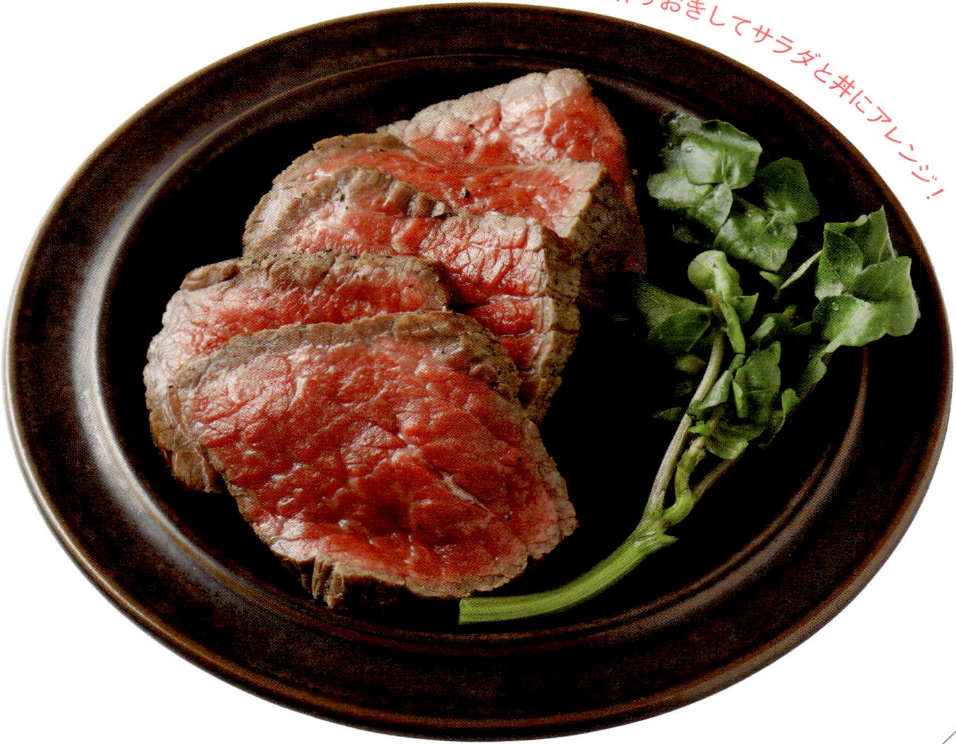

アレンジ1

ローストビーフサラダ

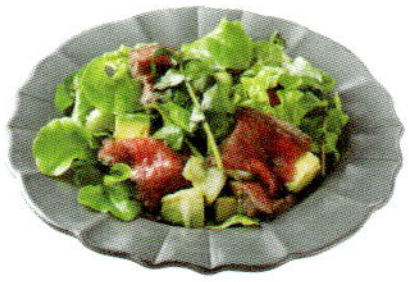

鉄分の吸収率をアップするレモン汁と塩であっさり食べるのもおすすめです。牛肉の旨みがストレートに伝わります。

材料（2人分）

ローストビーフ（5㎜厚のスライス）── 200g
アボカド（食べやすい大きさ）── 1個分
クレソン（食べやすい大きさ）── 1束分
リーフレタス（食べやすい大きさ）── 4枚分

ドレッシング

オリーブオイル ── 大さじ2
ワインビネガー（白）── 大さじ2
しょうゆ ── 大さじ1
わさび ── 小さじ1
自然派甘味料 ── 小さじ½

作り方

ボウルにドレッシングの材料を入れて混ぜ、ローストビーフと野菜を加えてあえる。

アレンジ2

ローストビーフ丼

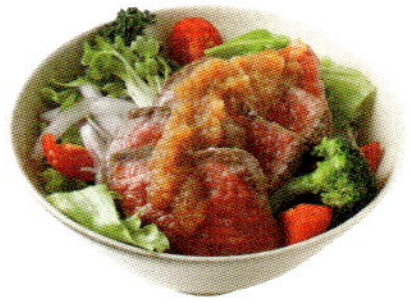

タンパク質を上手に代謝させる玄米と組みあわせた最強丼！ごはんにまさる量の野菜と肉でよりヘルシーに。

材料（2人分）

ローストビーフ（5㎜厚のスライス）── 200g
もち麦玄米（炊いたもの）── 200g
レタス（食べやすい大きさ）── 2枚分
紫たまねぎ（スライス／水にさらして水けを切ったもの）── ¼個分
ミニトマト（4等分）── 4個分
ブロッコリー（小房／ゆでたもの）── 4個
かいわれ大根 ── 10g

たれ

たまねぎ（すりおろし）── 40g
しょうゆ ── 小さじ2
酒 ── 小さじ2
みりん ── 小さじ2
自然派甘味料 ── 小さじ½

バター ── 5g

memo　野菜にもたれをまんべんなくかけるなら、倍量で作ります。

作り方

1 フライパンにたれの材料を入れて中火にかけ、軽く煮詰める。火をとめ、バターを加えて余熱でとかす。
2 器にもち麦玄米を盛り、野菜、ローストビーフを順にのせ、1をかける。

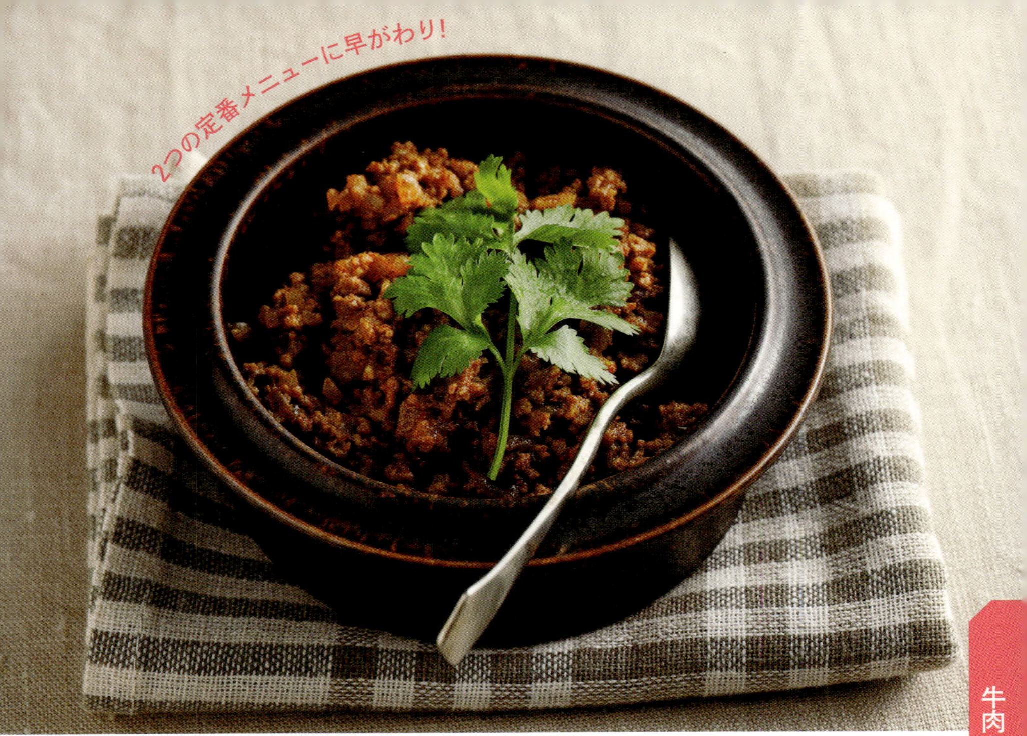
2つの定番メニューに早がわり!

タコミート

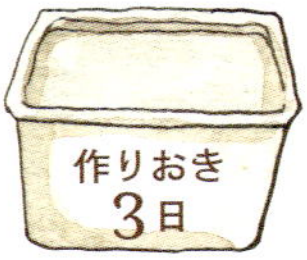
作りおき
3日

**アレンジや食べ方の多彩なタコミート。
辛いものが苦手なら、チリパウダーなしで作りましょう。**

材料 (4人分)

牛豚あいびき肉 —— 400g
たまねぎ (みじん切り) —— 1個分
にんにく (みじん切り) —— 1片分
A ｜ ウスターソース —— 大さじ2
　｜ ケチャップ —— 大さじ2
　｜ 酒 —— 大さじ1
　｜ しょうゆ —— 小さじ1
　｜ カレーパウダー —— 小さじ1
　｜ クミンパウダー —— 小さじ1
　｜ チリパウダー —— 小さじ1
塩 —— 小さじ½
オリーブオイル、こしょう —— 各適量

作り方

1 フライパンにオリーブオイルとにんにくを入れて弱火にかけ、香りがたつまで加熱する。
2 たまねぎを加えて中火で半透明になるまで炒める。ひき肉を加え、肉に火が通ったら、塩とこしょうをふる。
3 Aを加えて加熱する。

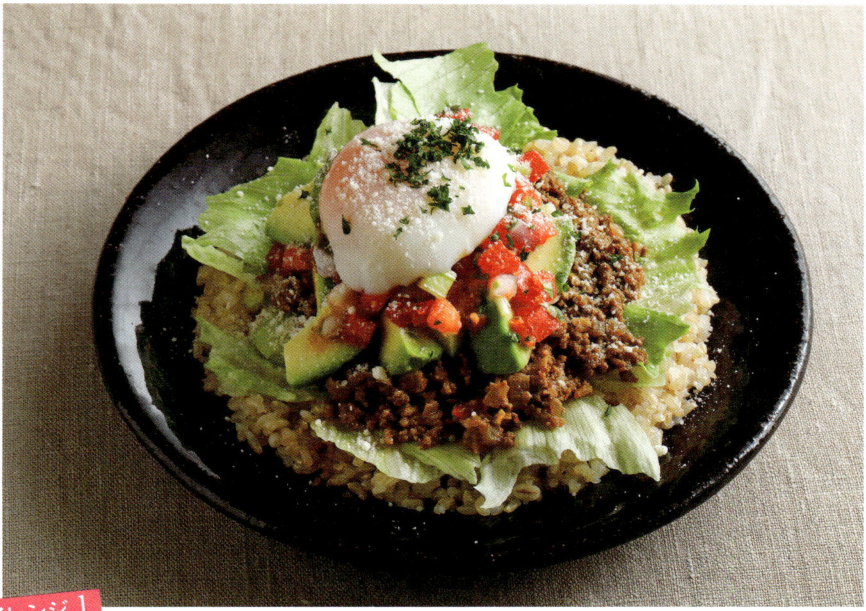

アレンジ1

タコライス

タコミートがあるなら、まずはもち麦玄米と一緒にタコライスにアレンジ！　大満足のおいしさです。

材料（2人分）

タコミート── 160g
もち麦玄米（炊いたもの）── 200g
レタス（食べやすい大きさ）── 4枚分
アボカド（食べやすい大きさ）── 1個分
粉チーズ、パセリ（生／みじん切り）── 各適量

温泉玉子

卵── 2個
水── 1.2 ℓ

サルサソース

トマト（みじん切り）── 2個分（300g）
紫たまねぎ（または新たまねぎ／みじん切り）
── ¼個分
セロリ（みじん切り）── ¼本分
にんにく（みじん切り）── ½片分
レモン汁── 大さじ1
塩── 小さじ1
クミンパウダー ──（あれば）小さじ1
パクチー（みじん切り）、タバスコ── 各適量
ハラペーニョ（みじん切り）
──（あれば）適量（目安は2〜3個）

作り方

器にもち麦玄米を盛り、レタス、タコミート、アボカドをのせる。サルサソースをかけ、温泉玉子をのせ、粉チーズ、パセリをふりかける。

サルサソースの作り方

ボウルに材料を入れて混ぜる。

memo　ハラペーニョとタバスコの量はお好みにあわせて調整しましょう。

温泉玉子の作り方

❶鍋に水1 ℓを入れて沸かす。火をとめて水200mℓを加え、卵を殻つきのままそっと入れる。ふたをして13分ほどおく。❷鍋から卵をとり出し、ボウルに入れて3分ほどおき、殻を割る。

memo　生卵のようにやさしく割りましょう。

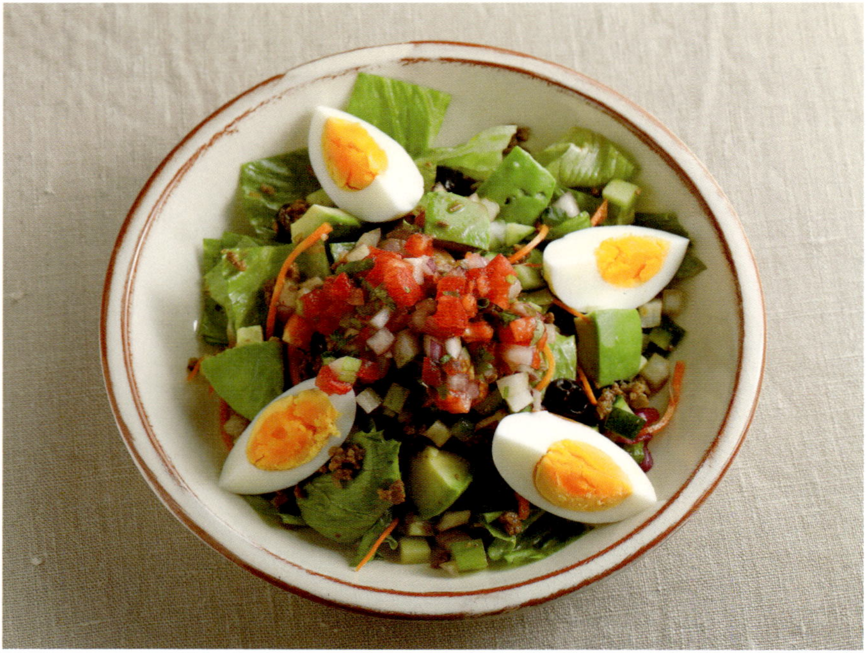

アレンジ2

カラフルタコサラダ

肉と野菜の旨みがギュッと詰まったサラダ。
旬の野菜をメインにすれば、季節折々のバリエーションも楽しめます。

材料（2人分）

タコミート ── 80g
レタス（食べやすい大きさ） ── 4枚分
アボカド（食べやすい大きさ、
レモン汁を少々かけたもの） ── 1個分
きゅうり（粗みじん切り） ── 1本分
紫たまねぎ（粗みじん切り／水にさらして
水けを切ったもの） ── ½個分
ミックスビーンズ（水煮／水けを切ったもの） ── 20g
オリーブ（黒、種なし／輪切り） ── 8個分
ゆで玉子（4等分） ── 2個分
紫キャベツラペ（P94） ── 20g
キャロットラペ（P94） ── 20g
サルサソース（P39） ── 適量

作り方

1 ボウルにすべての材料を入れて混ぜる。
2 器に1を盛り、サルサソースをかける。

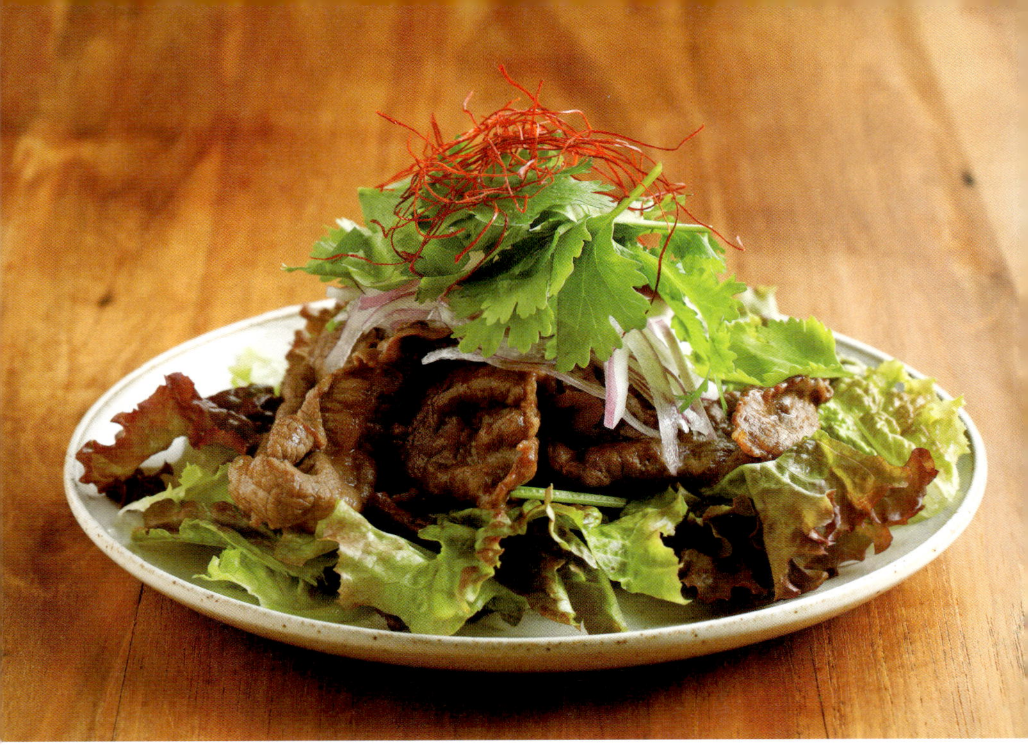

牛肉アジアン炒め

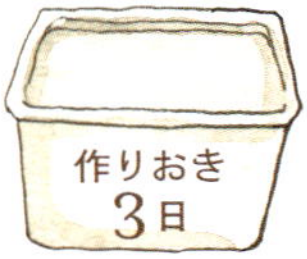

ナンプラーの風味豊かな牛肉に、シャキシャキのレタス、たまねぎ、パクチーをあわせて。牛肉をしっかり食べる分、野菜もたっぷりと。

材料（2人分）

牛もも薄切り肉── 150g
サニーレタス（食べやすい大きさ）── ¼株分
紫たまねぎ（スライス／水にさらして水けを切ったもの）── ¼個分
A
- 自然派甘味料──大さじ1
- しょうゆ──小さじ2
- ナンプラー──小さじ1
- にんにく（すりおろし）──小さじ1

パクチー、糸唐辛子、オリーブオイル──各適量

作り方

1 フライパンにオリーブオイルを入れて中火にかけ、牛肉を入れて焼き色がつくまで炒め、Aを加えて味を調える。

2 器にレタスを敷き、1を盛り、たまねぎ、パクチーをのせ、唐辛子を添える。

餃子バーグ

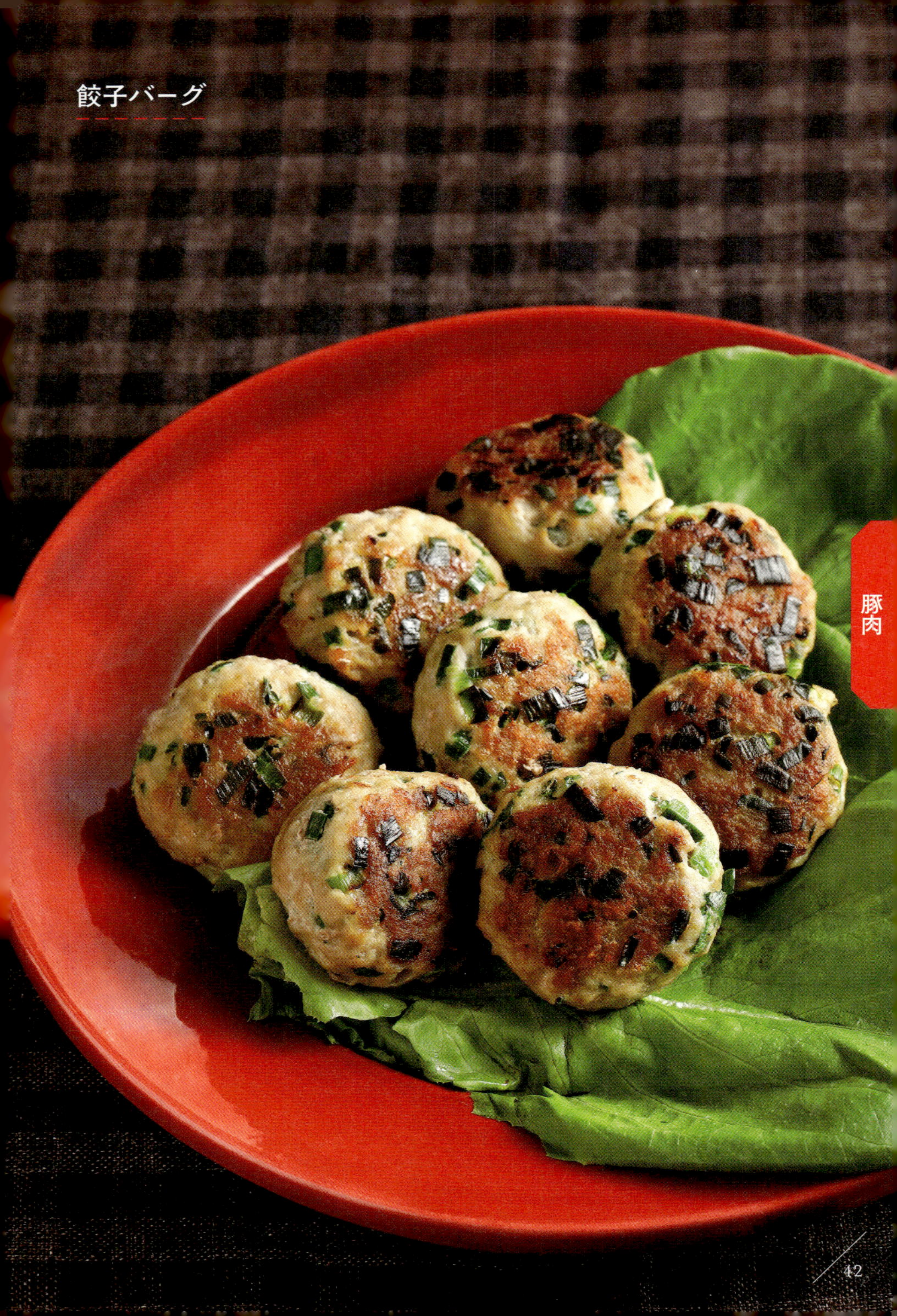

餃子バーグサラダ

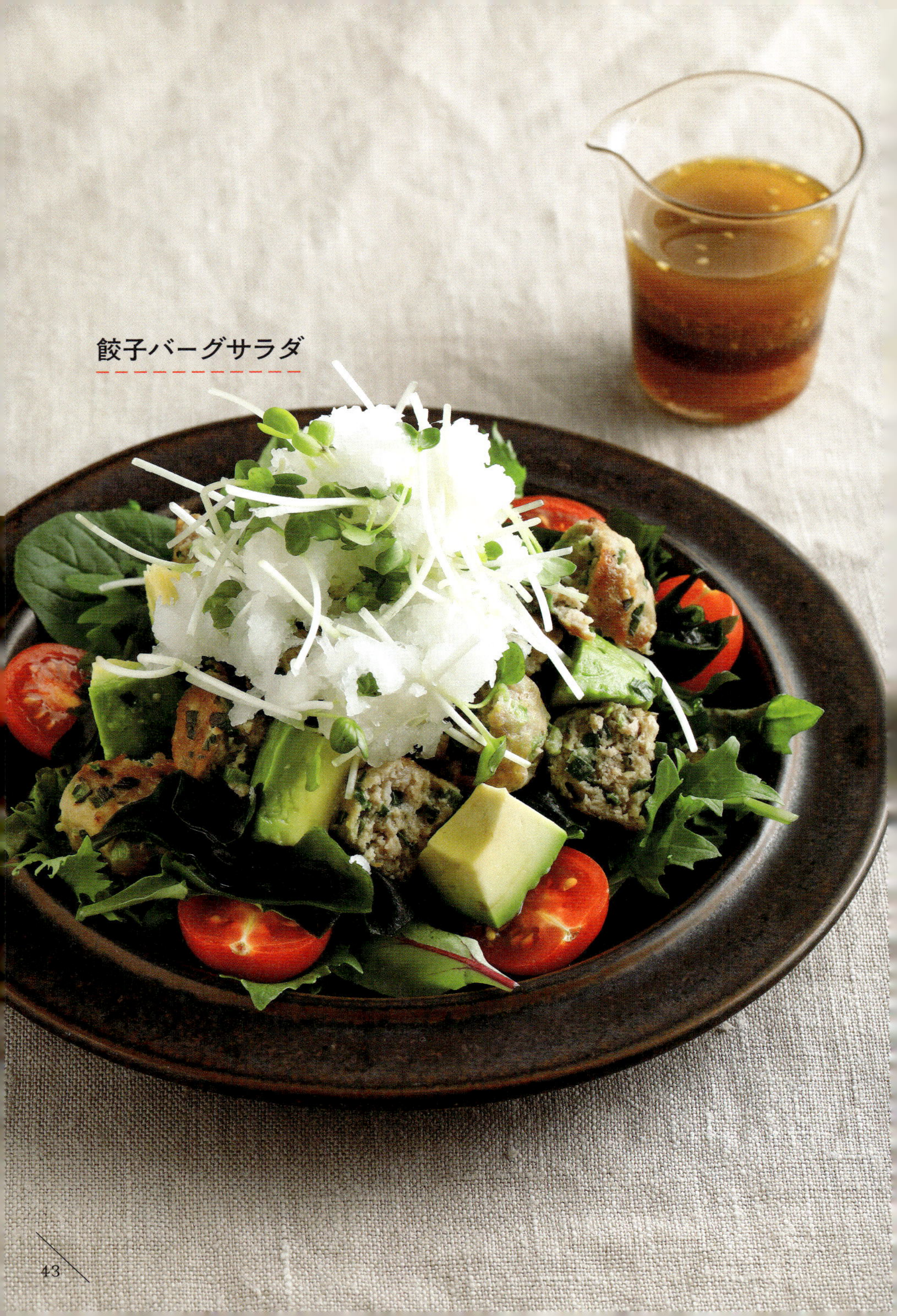

餃子バーグ

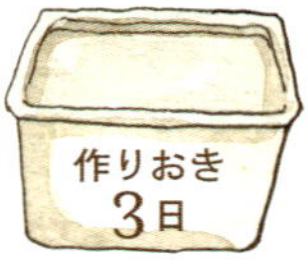

カロリーや糖質が気になりがちな餃子も、中身だけならダイエットの強い味方！タンパク質、食物繊維、ビタミンが豊富な食材ばかりで作られています。

材料（作りやすい量、約25個分）

豚ひき肉——500g
にら（みじん切り）——1束分
しょうが（すりおろし）——1片分
にんにく（すりおろし）——1片分
A｜マヨネーズ——大さじ2
　｜片栗粉——大さじ1
　｜オイスターソース——小さじ1
ごま油——大さじ1
塩——小さじ1
こしょう——少々

作り方

1 ボウルに豚肉を入れ、塩とこしょうをふり、粘り気がでるまでよくこねる。
2 にら、しょうが、にんにく、Aを入れてよく混ぜ、丸く成形する。
3 フライパンにごま油を入れて中火にかけ、2を入れて片面に焼き色がついたら裏返し、ふたをして4分蒸し焼きにする。

memo　お好みにあわせて酢とこしょう、ラー油などでたれを作ります。

アレンジ1

餃子バーグサラダ

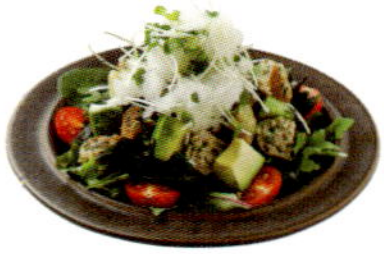

餃子バーグをサラダにアレンジ。野菜も大根おろしもたっぷり添えて、よりあっさり&ヘルシーにいただきます。

材料（2人分）

餃子バーグ（食べやすい大きさ）——4個分
アボカド（角切り）——1個分
ベビーリーフ——100g
ミニトマト（2等分）——6個
大根——6cm
かいわれ大根（食べやすい大きさ）——20g
わかめ（乾燥）——5g
ドレッシング
｜ごま油——大さじ2
｜しょうゆ——大さじ1
｜酢——大さじ1
｜自然派甘味料——大さじ1
｜すりごま——大さじ1

作り方

1 わかめは水（分量外）で戻し、水けを切る。大根はすりおろして軽く水けを切り、かいわれ大根と混ぜる。ボウルにドレッシングの材料を入れて混ぜる。
2 器にベビーリーフ、わかめ、トマト、アボカド、餃子バーグを盛り、大根おろしとかいわれ大根をのせ、ドレッシングをかける。

memo　わかめのかわりにお好みの海藻でもOKです。

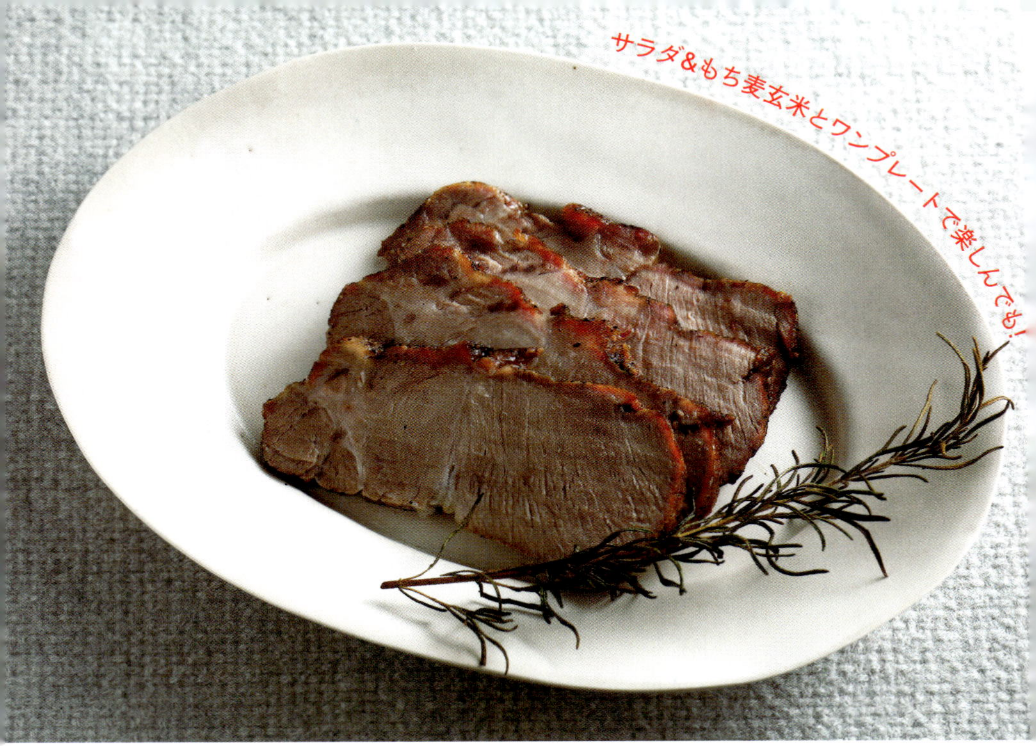
サラダ&もち麦玄米とワンプレートで楽しんでも!

ローストポーク

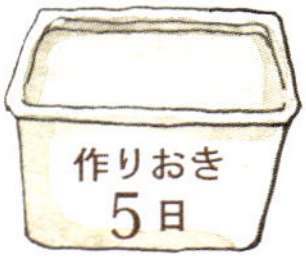
作りおき
5日

糖質の代謝に有効なビタミンB1を多く含む豚肉は、脂肪燃焼と疲労回復にも効果的。ローズマリーで豚肉本来のおいしさを引き出して。

材料（4人分）

豚肩ロース肉（塊）── 400g
ローズマリー（生）── 2枝
オリーブオイル── 大さじ2
塩── 小さじ1
こしょう ── 適量

作り方

1 バットに豚肉をのせ、塩とこしょうをまんべんなくふり、ラップをかけて常温で60分ほどおく。

2 フライパンにオリーブオイルを入れて中火にかけ、1を入れて全体に焼き色がつくまで焼く。

3 天板にアルミホイルを敷き、2の豚肉を移し、ローズマリーをのせ、160℃のオーブンで45分焼き、そのままオーブンの中で20分休ませる。

memo　160℃で予熱しておきます。

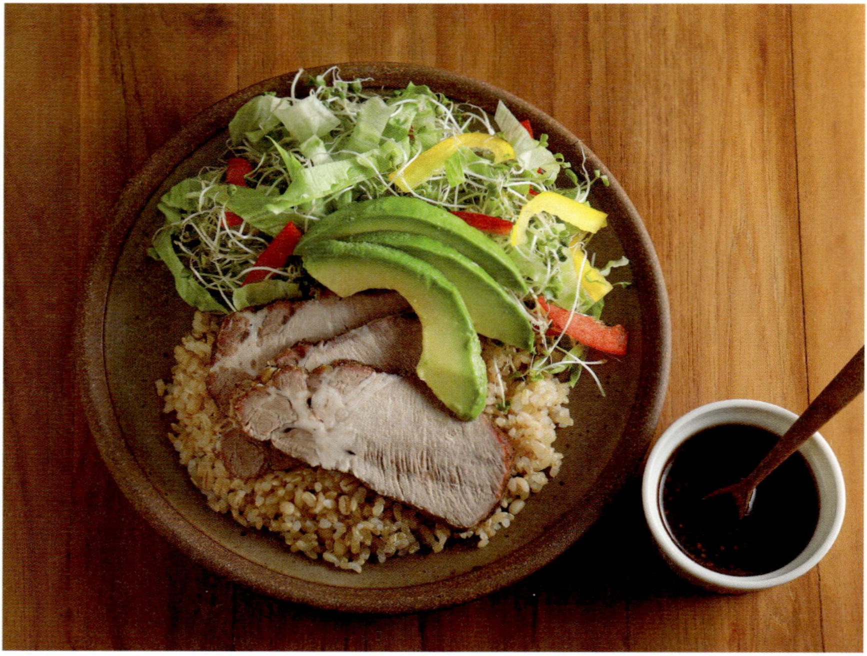

アレンジ1

ローストポークサラダプレート

**おなかも心も大満足のボリューム！
定番メニューにするなら、わさびじょうゆで食べるのもおすすめです。**

材料（2人分）

ローストポーク
（1㎝厚のスライス）── 6枚
もち麦玄米（炊いたもの）── 200g
パプリカ（赤、黄／薄切り）── 各¼個分
アボカド（1㎝厚のスライス）── ½個分
レタス（太めの細切り）── 2枚分
ブロッコリースプラウト ── 10g

ドレッシング
オリーブオイル ── 50mℓ
バルサミコ酢 ── 大さじ2
マスタード（粒）── 大さじ1
自然派甘味料 ── 大さじ1

作り方

1 ボウルにドレッシングの材料を入れて混ぜる。
2 器にもち麦玄米と野菜を盛り、玄米の上にローストポークをのせ、1をかける。

column 2

ダイエット環境を整える

ダイエットをはじめるにあたって、環境を整えることは大切! 最初にとりかかって欲しいことが2つあります。

まずは部屋の片づけです。ダイエットを決意したてはモチベーションたっぷりなので、関係のないことのように思えますが、日が経つにつれてポイントになっていきます。

ダイエットには心のゆとりが必要で、心のゆとりは整った環境から生まれます。つまり、気持ちよく1日をはじめ、「今日もおいしく食べてやせるぞ!」とスイッチを入れられるようにしておくのです。散らかっていると、「今日は休もう」なんて怠け心が起こり、気づけばすでに1週間もサボっている!なんてことになりかねません。

はじめに隅々まで片づけておけば、あとはちょっとした整頓だけなので、さほど時間もかからないでしょう。最初に思い切って断捨離するのもおすすめです。

もう1つは、達成したい目標を立てて「見える化」すること。例えば、あこがれのTシャツ&デニムを着た自分を目標にするなら、よく目につくところにかけ、日々モチベーションをあげつつ、定期的にその服に袖を通し、「自撮りしてボディチェック」します。

これで、やせていく自分がしっかり見えるので、さらにモチベーションはあがり、ダイエットを加速することができます。また、自撮りしていれば、毎日体重計にのって体重の増減に悩まされることもなくなり、くじけそうになっても、着実に理想の体型に近づいている自分を再認識できて、ダイエットを続ける元気が湧いてきます。

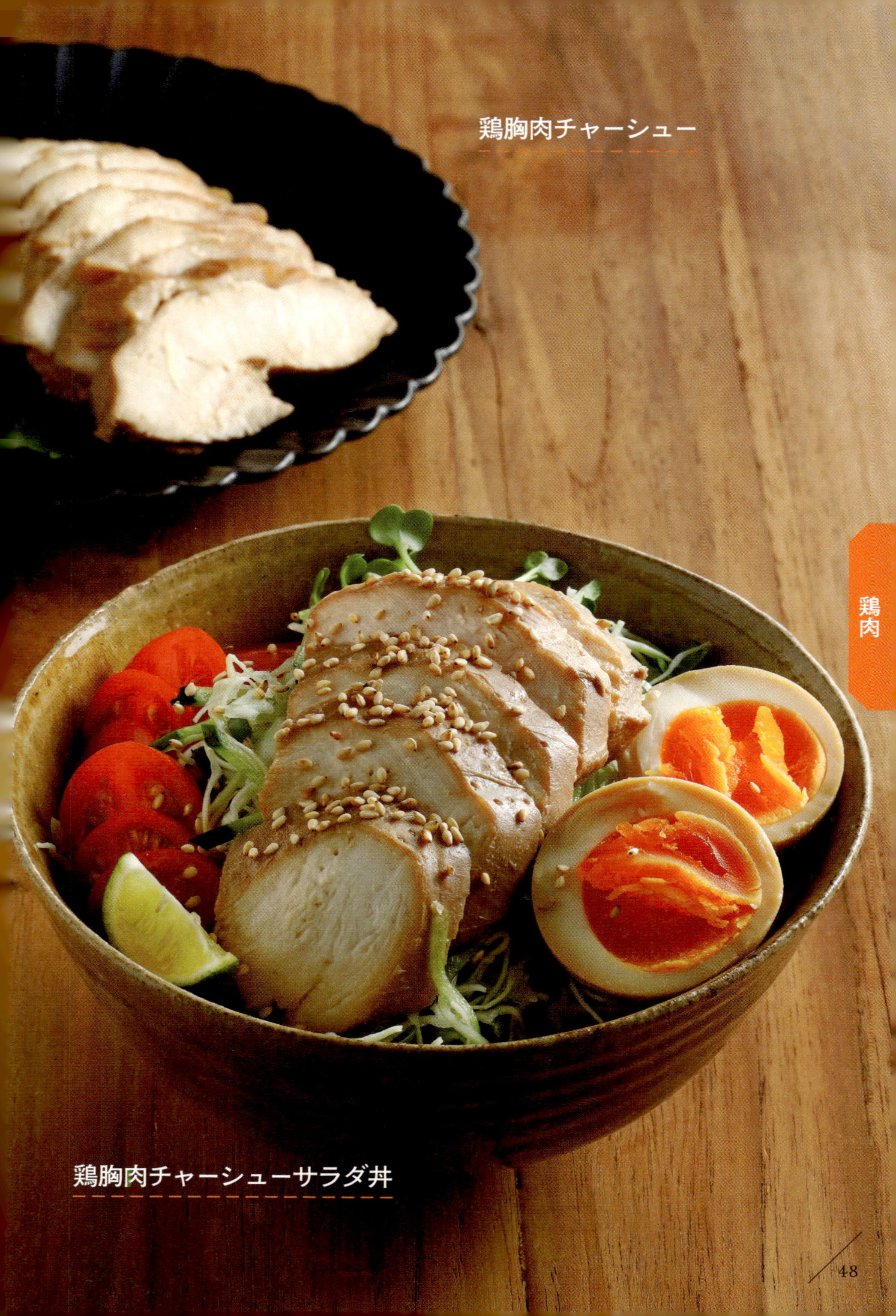

鶏胸肉チャーシュー

鶏胸肉チャーシューサラダ丼

鶏胸肉チャーシュー

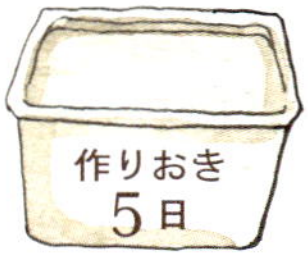

鶏胸肉はタンパク質やビタミンA、B群が豊富で、カロリーも低め。サラダに丼に何かと重宝する、ダイエットにぴったりの食材です。

材料（2人分）

鶏胸肉 —— 中1枚（200g）

たれ

- 水 —— 100mℓ
- しょうゆ —— 100mℓ
- みりん —— 100mℓ
- 酒 —— 50mℓ
- 自然派甘味料 —— 大さじ2
- しょうが（すりおろし）—— ½片分
- にんにく（すりおろし）—— ½片分

作り方

1 厚手の鍋にたれの材料を入れて中火にかけ、ひと煮たちさせる。

2 胸肉にフォークで穴をあけ、1に入れてふたをし、弱火で片面5分ずつ煮たたせる。

memo　吹きこぼれやすいので気をつけましょう。

3 火からおろし、常温になるまで鍋ごとおいておく。

memo　鍋の大きさによって火の通りに違いが出るため、少し切って火が通っているか確認しましょう。火が通るまで加熱します。

アレンジ1

鶏胸肉チャーシューサラダ丼

鶏胸肉チャーシューをいりごまとかぼすでアクセントづけして丼に。チャーシューのたれにゆで玉子を漬ければ、味つけ玉子の完成！

材料（2人分）

鶏胸肉チャーシュー（1cm厚のスライス）
—— 10枚

もち麦玄米（炊いたもの）—— 200g

ゆで玉子 —— 2個

キャベツ（千切り）—— ¼個分

きゅうり（細切り）—— 1本分

ミニトマト（スライス）—— 4個分

かいわれ大根 —— 40g

かぼす（4等分）—— ½個分

いりごま —— 適量

作り方

1 ゆで玉子は、鶏胸肉チャーシューのたれに1時間ほど漬けておき、2等分する。

memo　鶏胸肉チャーシューのたれが完全に冷めてから、ゆで玉子を入れます。

2 器にもち麦玄米を盛り、野菜、チャーシュー、1をのせ、ごまをふり、かぼすを添える。

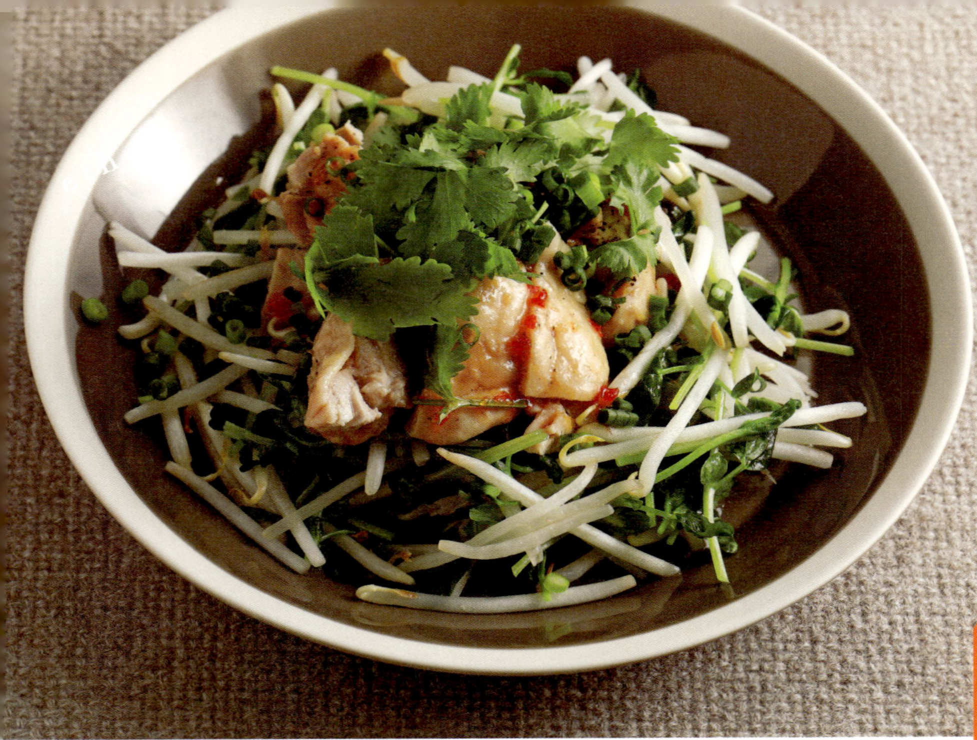

エスニックもやし蒸し鶏

スイートチリソースやナンプラーに鶏の蒸し汁を加え、淡白な蒸し鶏の味わいに深みを出して。

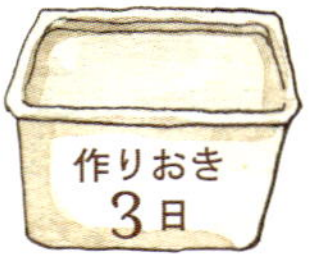

材料（2人分）

鶏もも肉──大1枚（300g）
豆苗──½袋（50g）
もやし──1袋（250g）
万能ねぎ（小口切り）──4本分
パクチー（ざく切り）──4本分
酒──大さじ1
塩、こしょう──少々

A
しょうが（すりおろし）──½片分
ナンプラー──大さじ1
スイートチリソース──小さじ1
レモン汁──小さじ1

作り方

1 バットに鶏肉をのせ、塩とこしょうをふり、全体にフォークで穴をあける。

2 耐熱容器に1を入れて酒をふり、ラップをかけ、600Wの電子レンジで4分加熱する。裏返してさらに2分加熱する。レンジからとり出し、ひと口大に切る。出てきた鶏の汁は4で使うのでとっておく。

3 2の耐熱容器に豆苗ともやしを入れてラップをかけ、600Wの電子レンジで2分加熱する。

4 ボウルにAと2の汁を入れて軽く混ぜる。

memo　蒸し器を使う場合、蒸し器に鶏肉と豆苗、もやしを一緒に入れ、中火で鶏肉に火が通るまで20分ほど蒸します。

5 器に2と3を盛り、4をかけ、ねぎとパクチーをのせる。

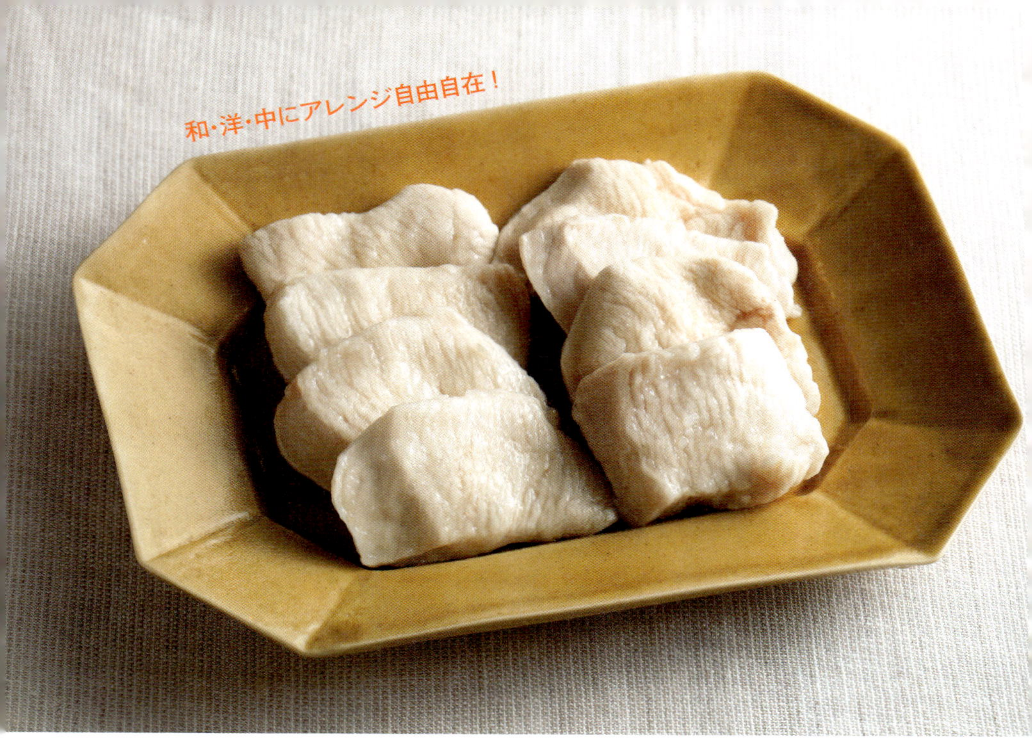
和・洋・中にアレンジ自由自在！

水晶鶏

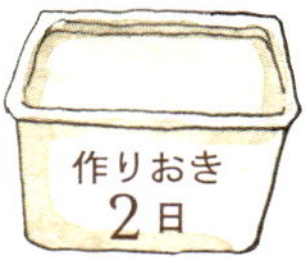
作りおき
2日

片栗粉をまぶしてゆでれば、プルプルとやわらかい食感に。
ねぎ&ぽん酢でこのまま食べてもおいしい！

材料（4人分）

鶏胸肉（薄いそぎ切り）——中2枚（400g）
塩——小さじ½
片栗粉——適量

作り方

1 バットに胸肉をのせ、塩をふり、片栗粉をまんべんなくまぶす。
2 鍋に湯（分量外）を沸かし、1をゆでる。
3 ボウルにたっぷりの氷と水（ともに分量外）を入れ、2を浸けてしめ、ザルにあげて水けをよく切る。

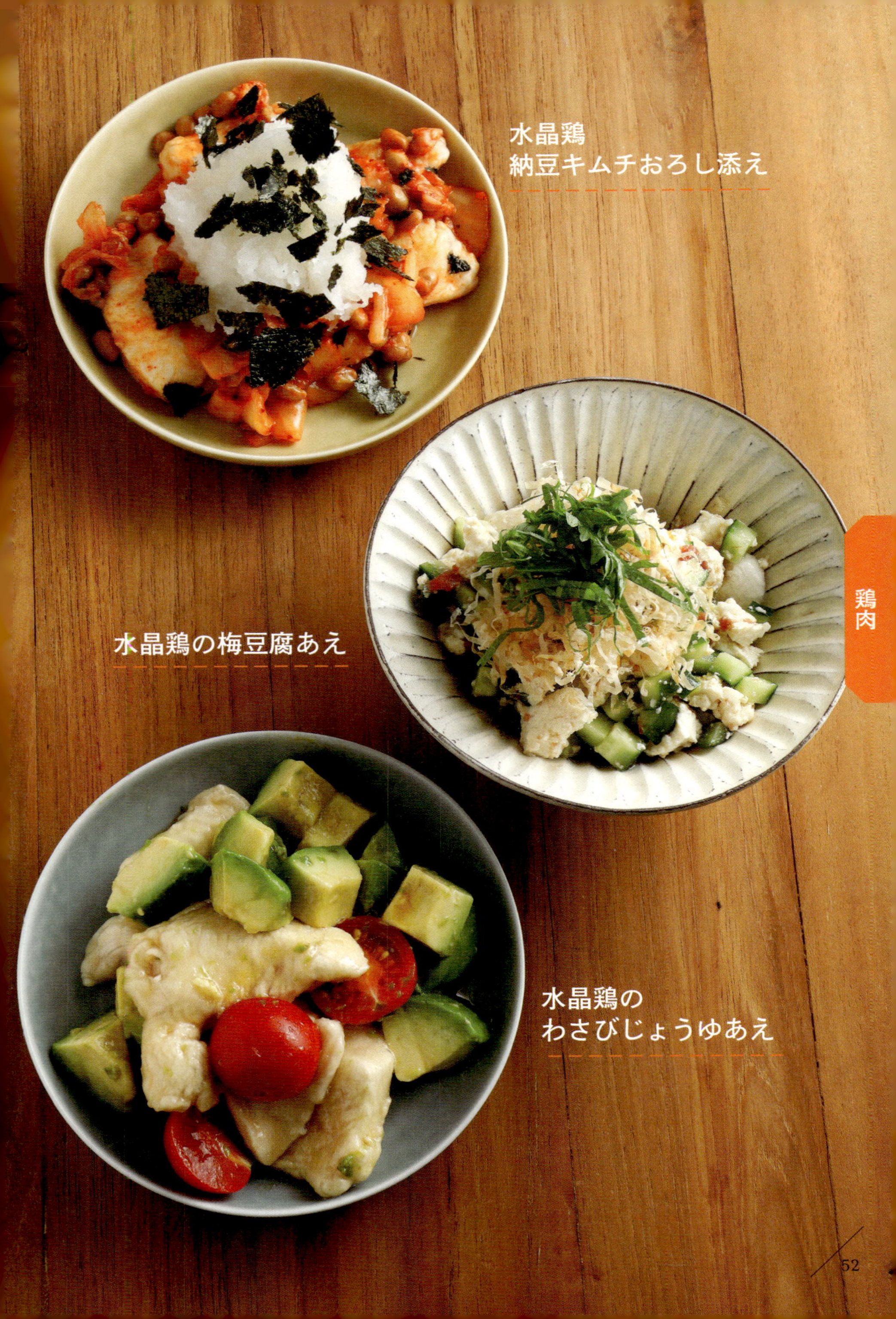

水晶鶏
納豆キムチおろし添え

水晶鶏の梅豆腐あえ

水晶鶏の
わさびじょうゆあえ

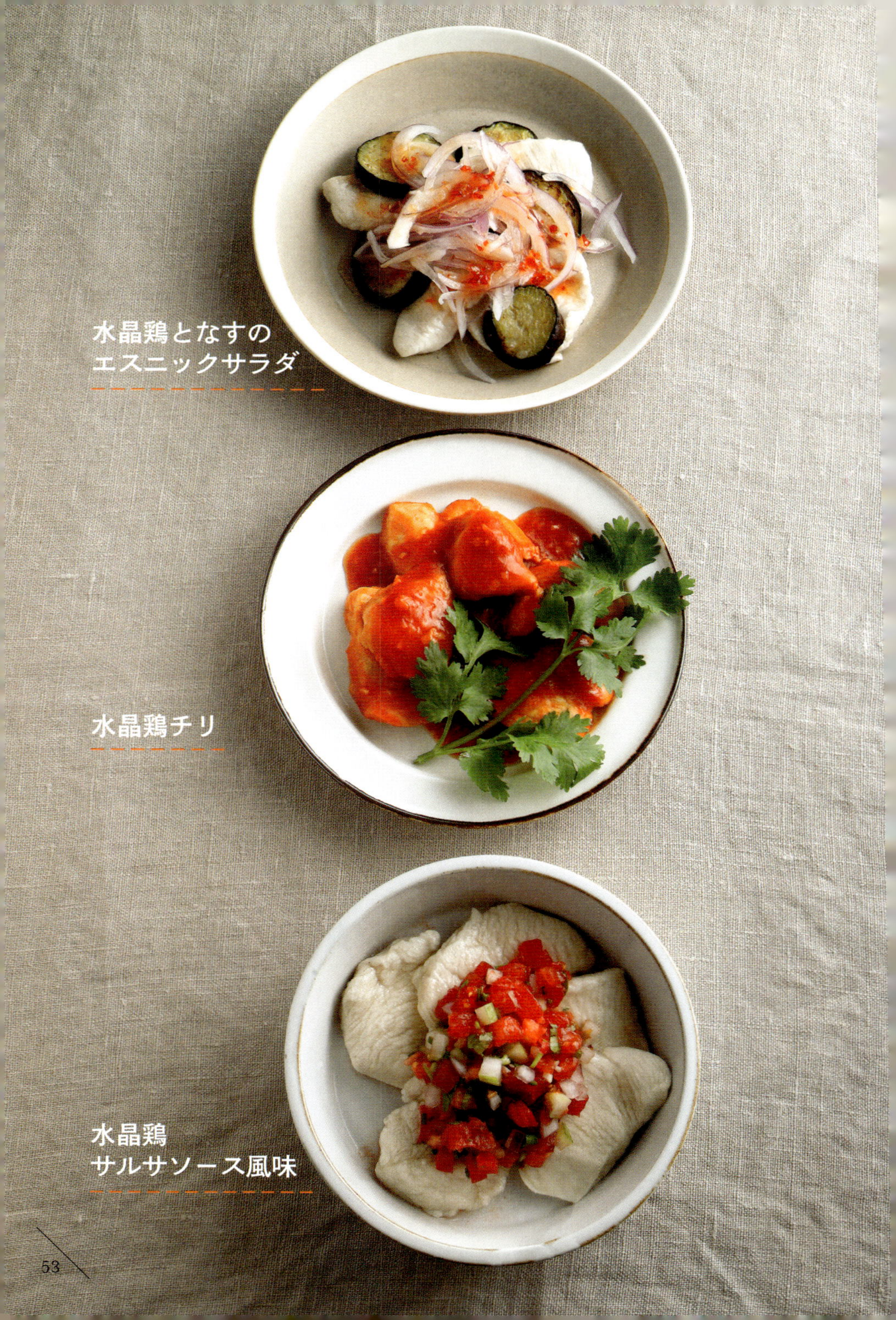

水晶鶏となすの
エスニックサラダ

水晶鶏チリ

水晶鶏
サルサソース風味

アレンジ1

水晶鶏 納豆キムチおろし添え

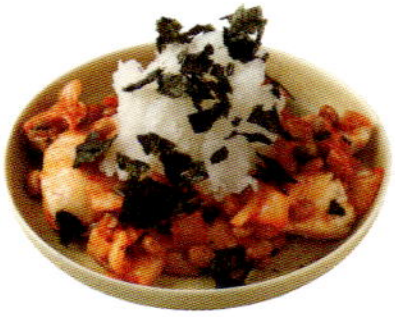

大根おろしを加えるとさっぱりとしたあと味に。

材料（2人分）

水晶鶏── 100g
納豆（付属のたれは不要）── 1パック（40g）
白菜キムチ（みじん切り）── 100g
大根（すりおろし）── 5㎝分
のり（食べやすい大きさ）── 1枚分（約19×21㎝）
ごま油──大さじ½
しょうゆ──小さじ1

作り方

1 ボウルに納豆、キムチ、ごま油、しょうゆを入れ、よく混ぜる。
2 器に水晶鶏と1を盛り、大根おろしをのせ、のりをちらす。

アレンジ2

水晶鶏の梅豆腐あえ

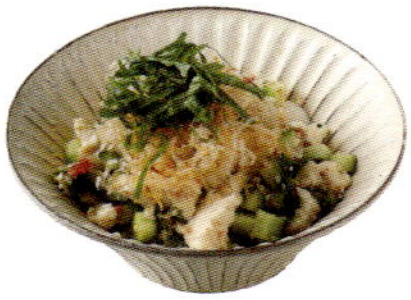

梅を加えて味を引き締めて。疲労回復効果も期待できます。

材料（2人分）

水晶鶏── 100g
木綿豆腐── ½丁（150g）
梅肉（たたいたもの）──大3個分
きゅうり（粗みじん切り）── 1本分
大葉（千切り）── 3枚分
かつお節── 2.5g

A しょうゆ──小さじ1
酢──小さじ1
ごま油──大さじ½

作り方

1 ボウルに水切りした豆腐、梅肉、きゅうり、Aを入れ、豆腐をつぶしながらよく混ぜあわせる。
2 器に水晶鶏を盛り、1をのせ、大葉とかつお節を添える。

アレンジ3

水晶鶏のわさびじょうゆあえ

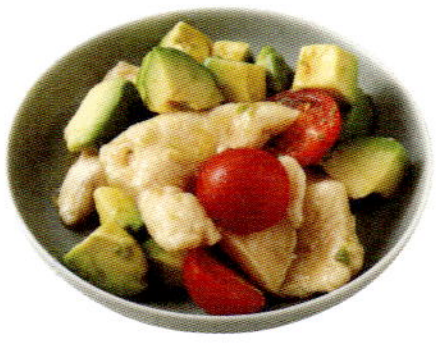

食物繊維やビタミンB、Eが豊富なアボカドをたっぷりと。

材料（2人分）

水晶鶏── 100g
アボカド（食べやすい大きさ）── 1個分
ミニトマト（2等分）── 4個分

A しょうゆ──大さじ1
酢──大さじ1
ごま油──大さじ½
わさび──小さじ½
自然派甘味料──小さじ½

作り方

ボウルにAを入れて混ぜ、水晶鶏、アボカド、トマトを入れてあえる。

アレンジ4

水晶鶏となすのエスニックサラダ

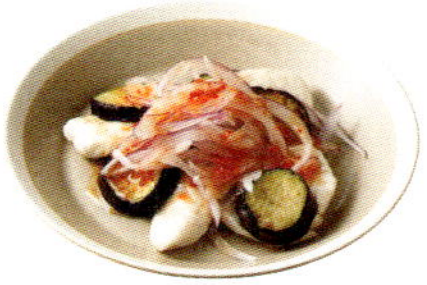

なすの皮には抗酸化作用があるため、疲労回復に効果的。皮ごと食べましょう。

材料（2人分）

水晶鶏── 100g
なす（1cm厚の輪切り）── ½本分
A｜紫たまねぎ（スライス／水にさらして
　　水けを切ったもの）── ¼個分
　｜スイートチリソース── 大さじ2
　｜オリーブオイル── 大さじ1
　｜ナンプラー── 大さじ½
　｜レモン汁── 小さじ1
オリーブオイル── 適量

作り方

1 フライパンにオリーブオイルを入れて中火にかけ、なすを入れて焼き色がつくまで焼く。
2 ボウルにAを入れて軽く混ぜ、1と水晶鶏を加えてあえる。

アレンジ5

水晶鶏チリ

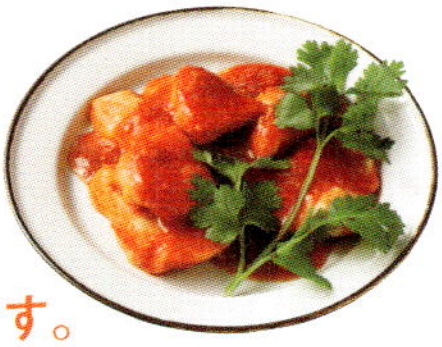

プリプリ海老に負けない味わい。水晶鶏だからできるひと品です。

材料（2人分）

水晶鶏── 200g
A｜しょうが（みじん切り）── ½片分
　｜にんにく（みじん切り）── ½片分
　｜豆板醤── 小さじ½
B｜水── 130mℓ
　｜トマトケチャップ── 大さじ2½
　｜酢 ── 大さじ1
　｜コンソメ（顆粒）── 小さじ½
　｜塩── 少々
ごま油、パクチー（生）── 各適量

作り方

1 フライパンにごま油とAを入れて弱火にかけ、香りがたつまで加熱する。
2 Bを加え、中火でふつふつとしてくるまで加熱する。
3 水晶鶏を加え、中火で全体がよくなじむまで加熱する。
4 器に3を盛り、パクチーを添える。

アレンジ6

水晶鶏 サルサソース風味

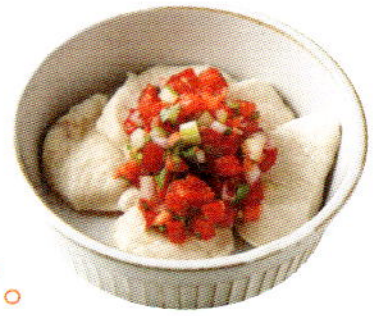

サルサソースは万能調味料。かけるだけで何でもおいしくなります。

材料（2人分）

水晶鶏── 100g
サルサソース（P39）── 適量

作り方

器に水晶鶏を盛り、サルサソースをかける。

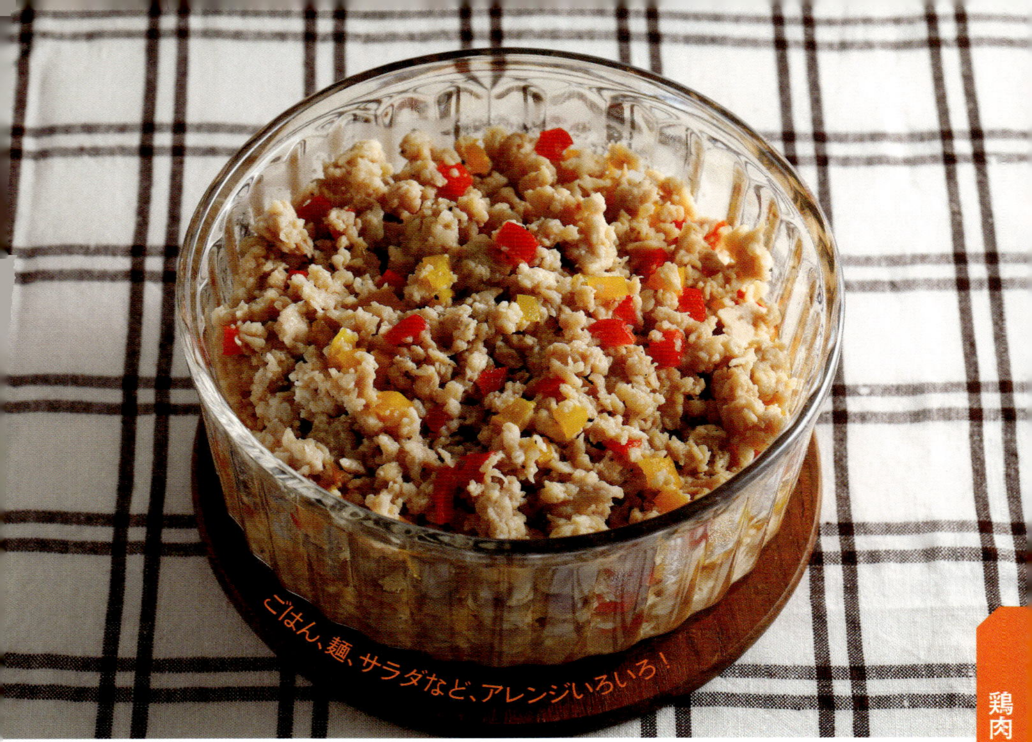
ごはん、麺、サラダなど、アレンジいろいろ！

エスニックそぼろ

ナンプラーを効かせてエスニック風に仕上げています。しらたきヤムウンセン（P90）に加えるのもおすすめです。

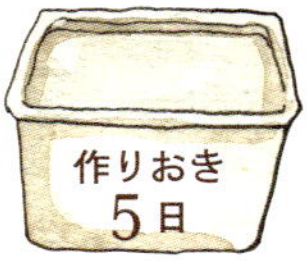
作りおき
5日

材料（4人分）

鶏ひき肉── 400g
パプリカ（赤、黄／粗みじん切り）──各½個分
にんにく（みじん切り）── 1片分
ごま油──大さじ1
A｜ナンプラー──大さじ2
　｜自然派甘味料──大さじ2
　｜塩、こしょう──各少々

作り方

1 フライパンにごま油とにんにくを入れて弱火にかけ、香りがたつまで加熱する。
2 鶏肉を加え、強めの中火で火が通るまで炒め、Aとパプリカを加えてさらに炒める。

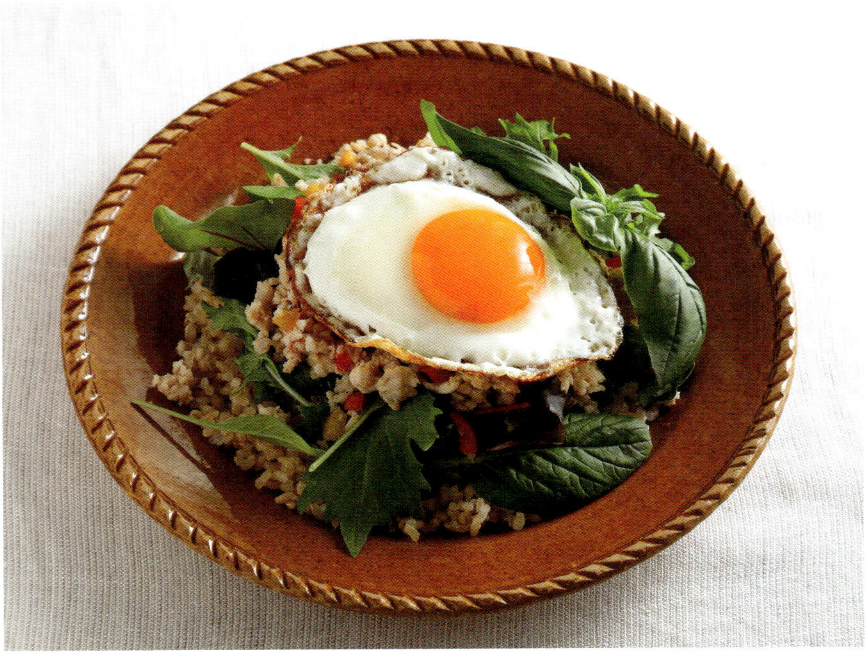

アレンジ1

エスニックそぼろもち麦玄米丼

エスニックそぼろがあれば、あっという間にできあがり。
忙しくて時間がない時にもしっかり栄養のとれるひと品です。

材料（2人分）

エスニックそぼろ――200g
もち麦玄米（炊いたもの）――200g
卵――2個
バジル――6枚
ベビーリーフ、オリーブオイル――各適量

作り方

1 フライパンにオリーブオイルを入れて中火にかけ、卵を割り入れて目玉焼きを作る。
2 器にもち麦玄米を盛り、ベビーリーフ、エスニックそぼろ、目玉焼きをのせ、バジルを飾る。

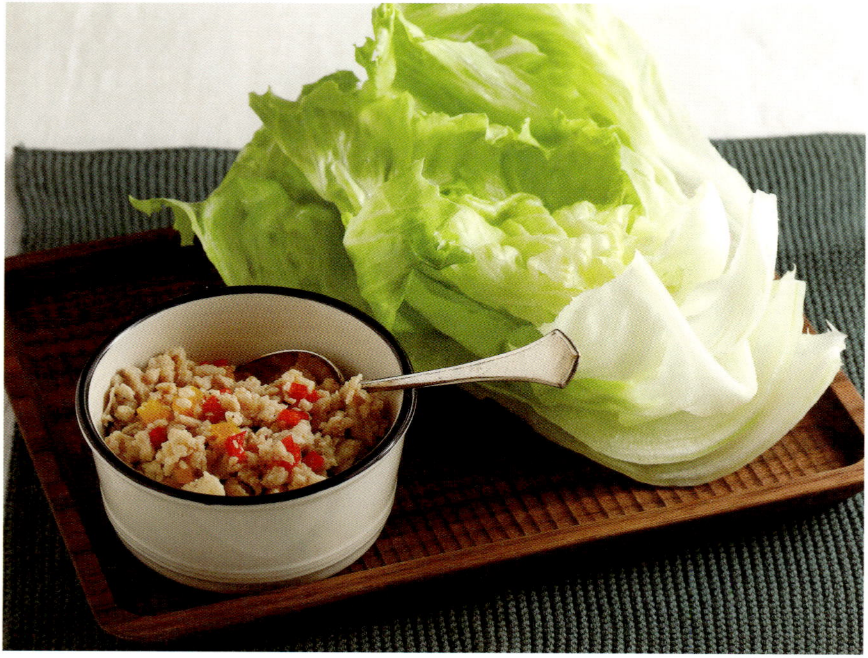

アレンジ2

エスニックそぼろのレタス包み

レタスのほかにも、ミニトマトやブロッコリースプラウト、かいわれ大根など、いろいろな野菜と一緒にどうぞ！

材料（2人分）

エスニックそぼろ――200g
レタス――10枚

作り方

レタスにエスニックそぼろをのせて巻く。

memo　お好みにあわせてミニトマト（2等分）や、ブロッコリースプラウト、かいわれ大根などを一緒に巻いてもおいしいです。

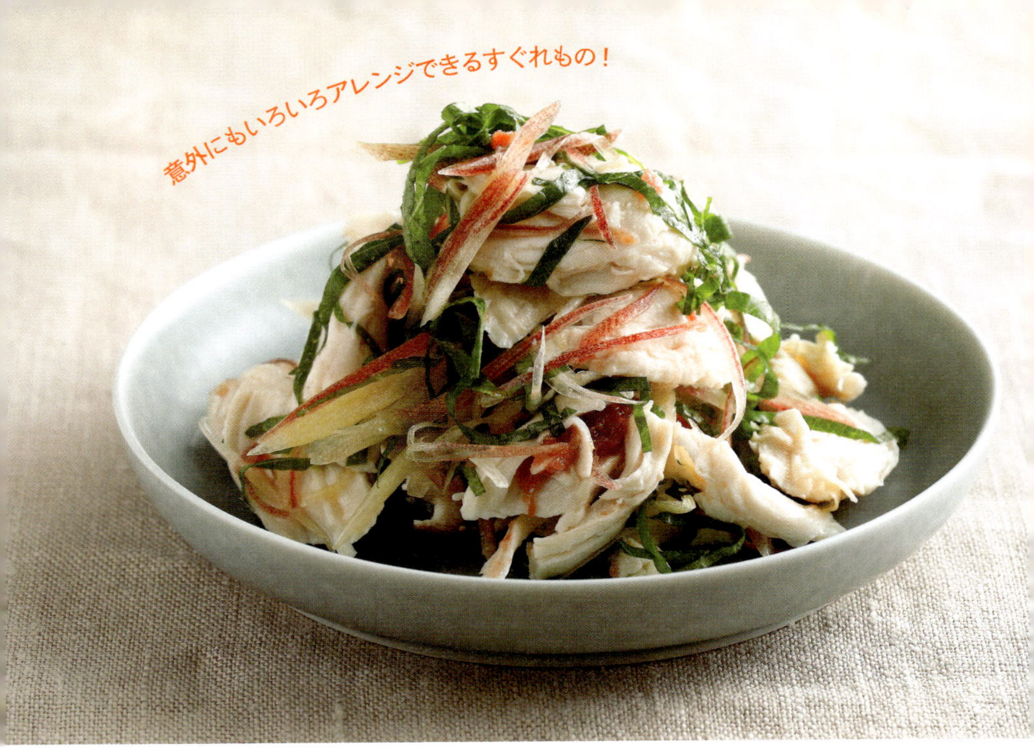
意外にもいろいろアレンジできるすぐれもの！

ささみの梅あえ

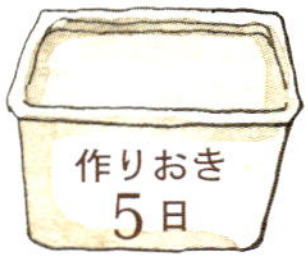
作りおき
5日

梅、みょうが、大葉と、やさしい香味が口いっぱいに広がります。ほっとするおいしさです。

材料（4人分）

鶏ささみ（筋をとったもの）── 360g
酒 ── 大さじ1
塩 ── 小さじ1
A
みょうが（千切り）── 4個分
大葉（千切り）── 6枚分
梅肉（たたいたもの）── 大1個分
ごま油 ── 大さじ2

作り方

1 鍋に水500mℓ（分量外）を入れて沸かし、酒、塩を加える。塩がとけたらささみを入れ、再び沸いたら火をとめ、ふたをしたまま10〜15分おき、火を通す。
2 ささみをとり出して粗熱をとり、水けをふきとって、手で粗くほぐす。
3 ボウルにAを入れて混ぜ、2を加えてあえる。

アレンジ1

ささみの梅あえパスタ

ささみの梅あえを糖質0gの麺を使って、しょうゆベースの和風パスタに。
味わいをプラスするごま油は、ダイエットやエイジングケアにも効果的です。

材料（2人分）

ささみの梅あえ——120g
麺（糖質0gの丸麺）——2袋（360g）
しょうゆ——小さじ1
ごま油——少々

作り方

1 麺を軽く洗い、水けを切って耐熱容器に入れ、ラップをかけて600Wの電子レンジで1分30秒加熱する。
2 フライパンにごま油を入れて中火にかけ、ささみの梅あえを加えて炒める。麺、しょうゆを加え、弱火でよく混ぜあわせる。

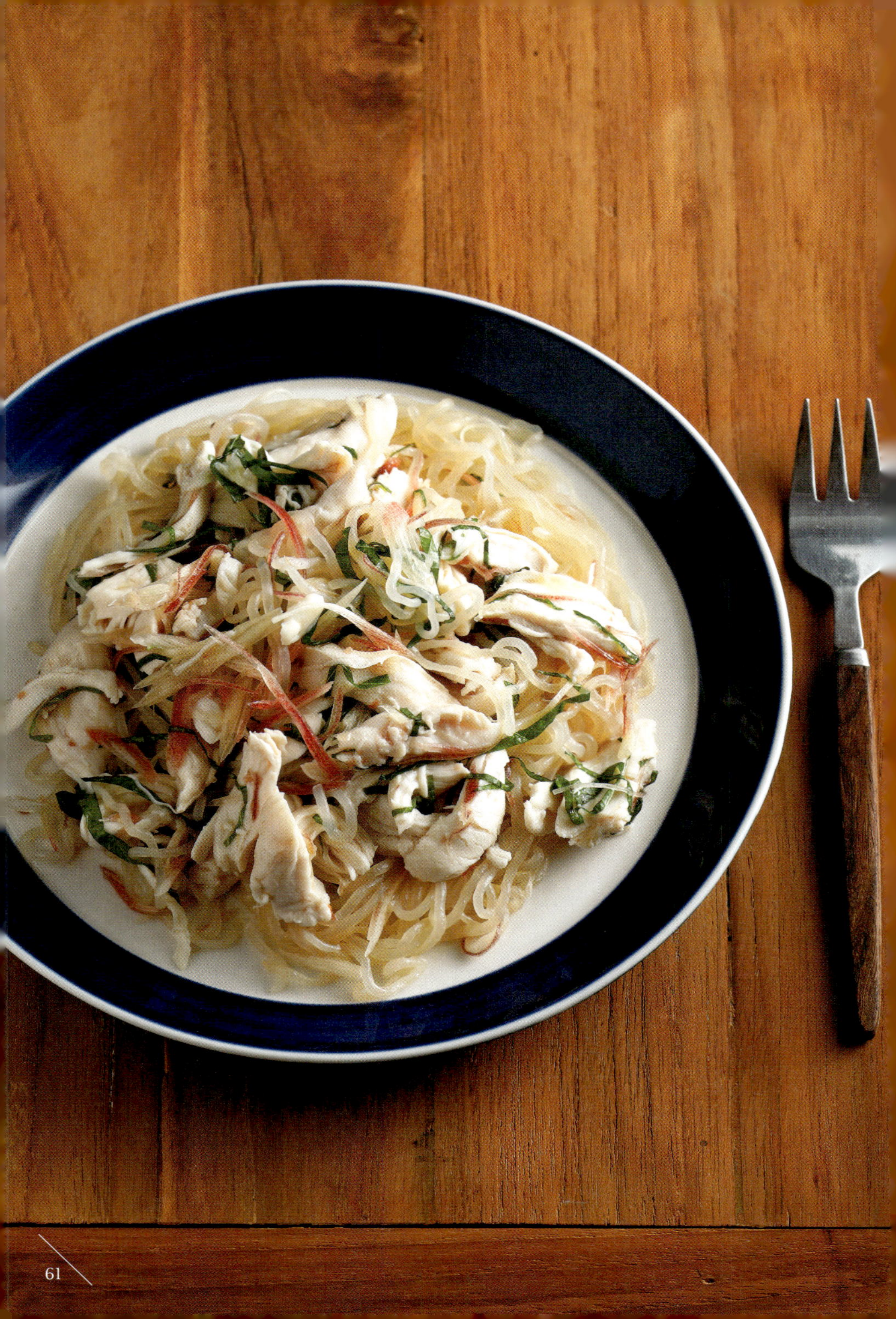

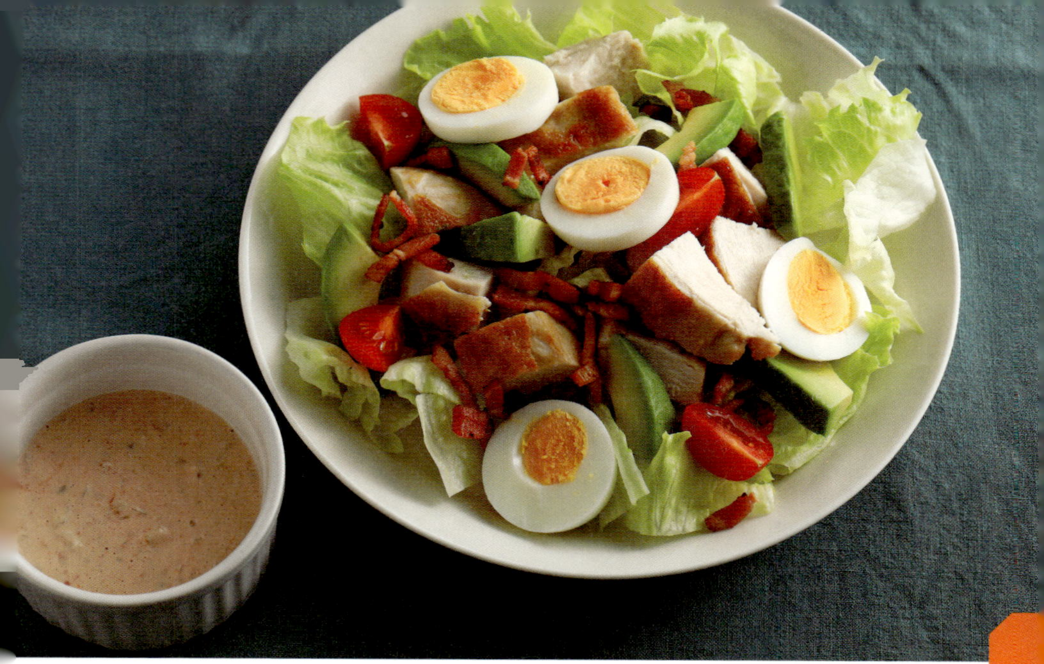

チキンコブサラダ

ひと口大の鶏肉は食べ応え十分。
サウザンアイランド風ドレッシングと組みあわせて。

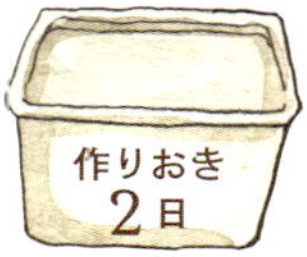

材料（2人分）

鶏胸肉――中1枚（200g）
ベーコン（スライス／短冊切り）――2枚分
レタス（食べやすい大きさ）――4枚分
ミニトマト（4等分）――2個分
アボカド（1cm厚にスライスして2等分）――½個分
たまねぎ（みじん切り）――⅛個分
ゆで玉子（輪切り）――2個分
オリーブオイル――大さじ1
水――大さじ1
A
パセリ（ドライ）――小さじ½
にんにく（すりおろし）――小さじ¼
レモン汁――小さじ⅓
マヨネーズ――大さじ3
ケチャップ――大さじ1
塩――小さじ½
自然派甘味料――ひとつまみ

作り方

1 フライパンにオリーブオイルを入れて中火にかけ、鶏肉の皮を下にして焼き色がつくまで焼く。裏返し、水を加えてふたをし、さらに弱めの中火で7分加熱する。火からおろし、ひと口大に切る。
2 別のフライパンにベーコンを入れ、中火で焼き色がつくまで炒め、キッチンペーパーにとり、油を切る。
3 耐熱容器にたまねぎを入れてラップをかけ、600Wの電子レンジで20秒加熱する。
4 ボウルに3とAを入れ、軽く混ぜる。
5 器に野菜、1、2、ゆで玉子を盛り、4をかける。

停滞期もいつも通り！
食べて、ボディチェック

停滞期がやってくるのは、ダイエットが成功している証拠。体重が順調に落ちはじめると、変化に対応しながら体を守ろうという力が活発に働き、体重を減らさないようにするため、停滞期が起こります。

停滞期は突然やってくるので、ショックを受けたり、あせりを感じたりしないように、体重が順調に減ってきたら、そろそろ停滞期がくると思っておきましょう。くれぐれも自分を責めないように！

停滞期がきても、無理に食事量を減らしたりせず、いつも通りに食べます。やせないというフラストレーションがストレスとなり、暴食してしまうこともあるので、食べ方や食べる量はかえずに、映画を観たり読書をしたり、気分転換するのがおすすめです。

私の場合、3回の停滞期がありました。やせるスピードにブレーキがかかり、時間だけが経つので、かなりあせりましたが、まわりのダイエット成功者たちに話を聞いて心を落ちつかせたり、体重を量るのをいったんやめて小さな目標を達成させたりしてやり過ごしました。

ただ、体重計にのるのはお休みしても、「自撮りボディチェック」は続けましょう。体重は減らなくても、何かしら体に変化は起こっているので、数字だけではわからないことが見えてくるだけでなく、励みにもなります。

停滞期が過ぎるとまたやせはじめます。体に負担をかけず、きれいにやせ続けるためにも、毎日バランスよくしっかり食べるようにしましょう。

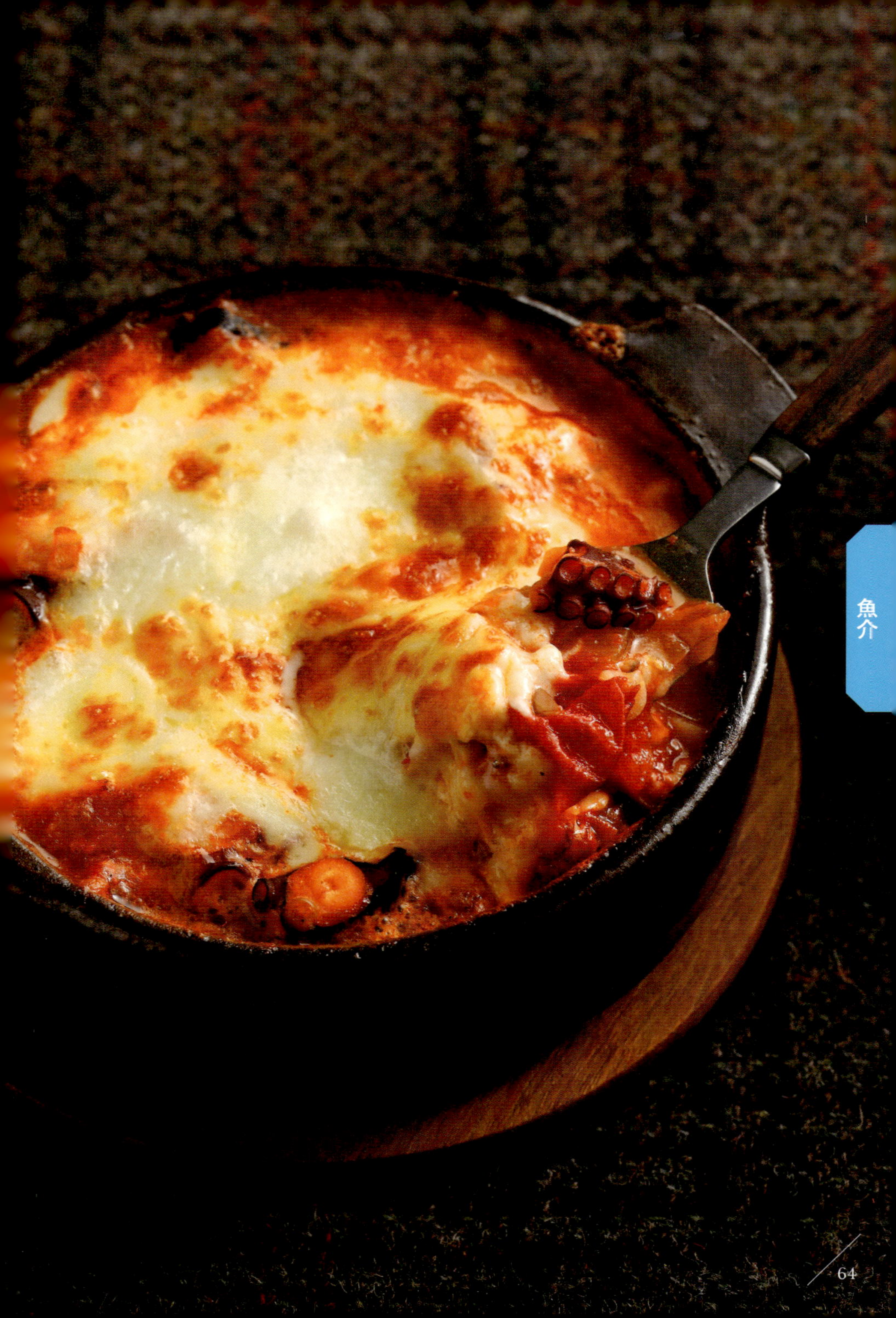

たことトマトのグラタン

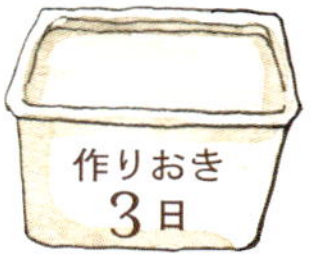

たこは高タンパクで低カロリー。
コレステロールをさげるタウリンも含んでいます。

材料（2人分）

たこ（1㎝幅）—— 150g
トマト（ざく切り）—— 2個分
たまねぎ（粗みじん切り）—— ½個分
しめじ（粗みじん切り）—— 40g
バジルの葉（生／ちぎったもの）—— 4枚分
モッツァレラチーズ —— 100g
チーズ（ピザ用）—— 40g
オリーブオイル —— 大さじ1
A
　ケチャップ —— 大さじ2
　塩 —— 小さじ½
　黒こしょう —— 少々

作り方

1 フライパンにオリーブオイルを入れて中火にかけ、たまねぎを入れてしんなりするまで炒める。
2 たこ、しめじ、トマト、バジル、よく混ぜたAを順に加え、中火で水けが少なくなるまで炒める。
3 耐熱容器に2を入れ、モッツァレラチーズとチーズを順にかけ、1000Wのトースターでチーズに焼き色がつくまで10分ほど焼く。

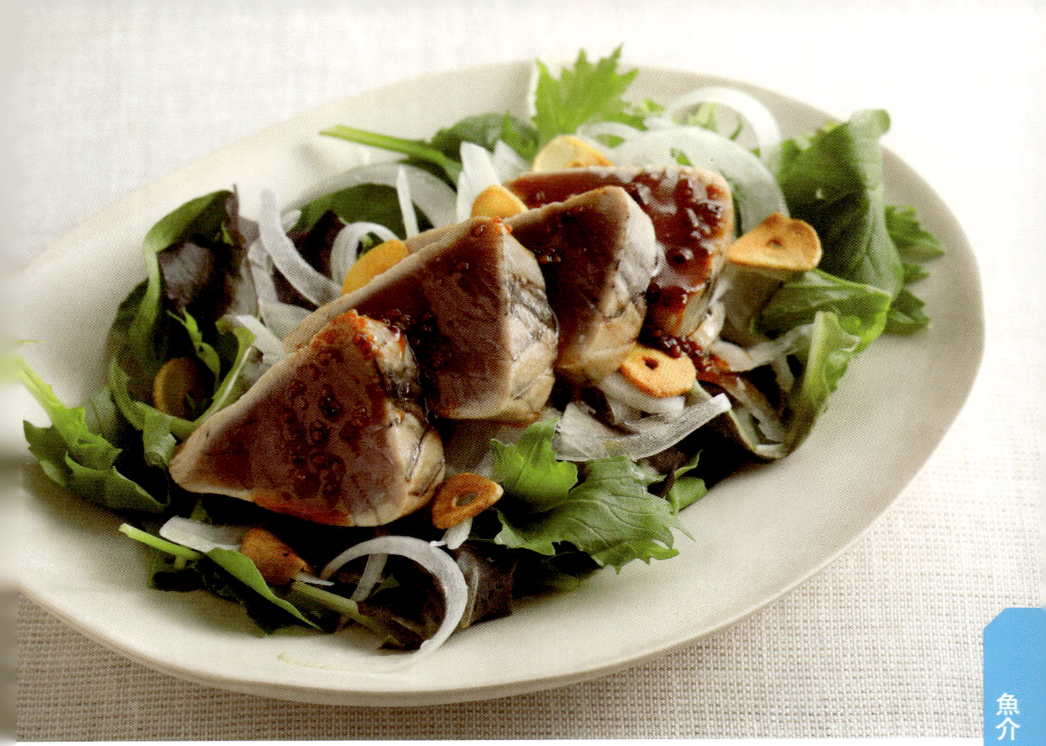

かつおのレアステーキ

栄養が豊富で血液サラサラ効果の期待できる血あい部分も、おいしく食べましょう！

材料（2人分）

かつおの刺身（さく）── 200g
ベビーリーフ── 100g
たまねぎ（スライス／水にさらして水けを切ったもの）── ¼個分
にんにく（スライス）── 1片分
オリーブオイル──大さじ1

A
- しょうゆ──大さじ2
- みりん──大さじ1
- ワインビネガー（白）──大さじ1
- マスタード（粒）──小さじ1

memo　ベビーリーフのかわりにお好みの葉野菜を用意してもOKです。

作り方

1 フライパンにオリーブオイルとにんにくを入れて弱火にかけ、両面がキツネ色になったらとり出して油を切り、ガーリックチップを作る。
2 かつおを入れて表面をさっと焼く。食べやすい厚さに切る。
3 鍋にAを入れて中火にかけ、軽く煮たてる。
4 器にベビーリーフ、たまねぎ、2をのせ、1をちらし、3をかける。

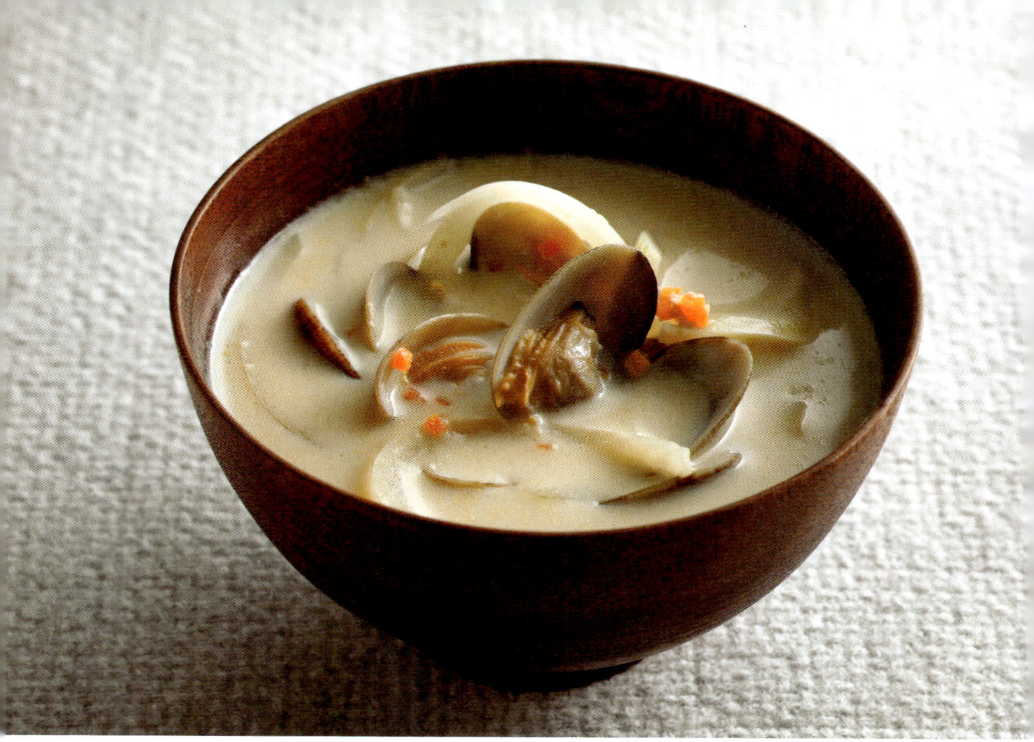

あさりの豆乳みそ汁

あさりはタンパク質に加え、鉄分やビタミンB2、亜鉛、ミネラルが豊富。
ビタミンC豊かなたまねぎと一緒にとれば、より効果的に吸収できます。

材料（2人分）

あさり（殻つき、砂抜きしたもの）―― 100g
たまねぎ（スライス）―― ¼個分
にんじん（みじん切り）―― ¼本分
水 ―― 300mℓ
豆乳（無調整）―― 200mℓ
みそ ―― 大さじ1
和風だし（顆粒）―― 小さじ1
ごま油 ―― 適量

memo　水と和風だしのかわりに、だし汁300mℓを用意してもOKです。よりおいしくできあがります。お好みにあわせて万能ねぎを添えても。

作り方

1. 鍋にごま油を入れて中火にかけ、たまねぎを入れて透き通るまで炒める。
2. あさり、にんじん、水を加え、中火であさりがひらいて煮たってくるまで加熱する。
3. だし、豆乳を加えて混ぜ、みそをといて火をとめる。

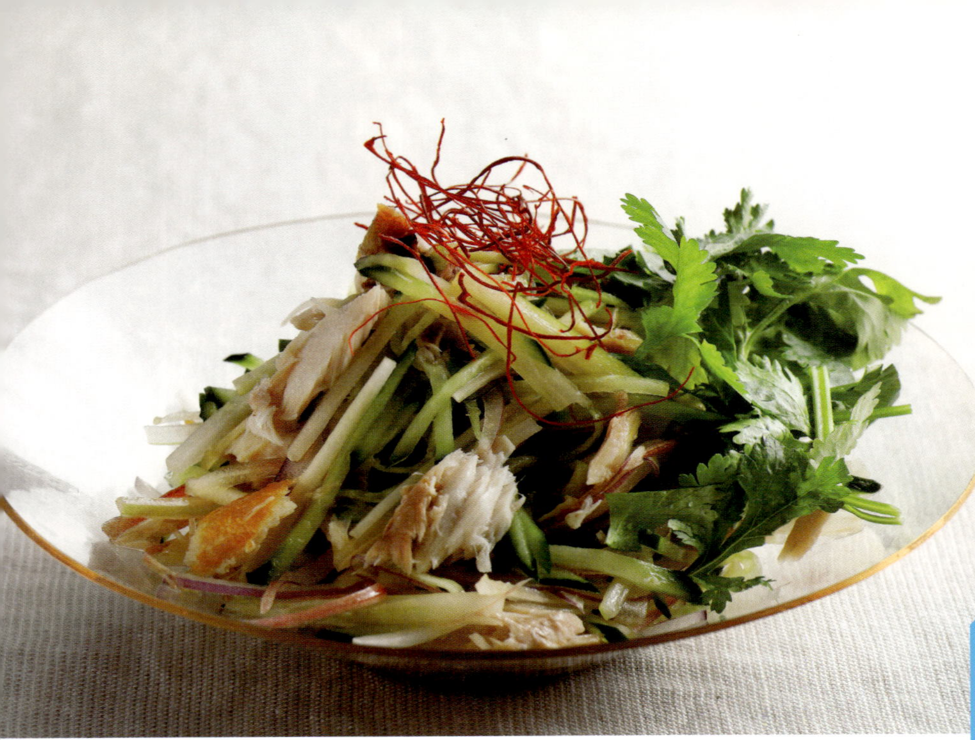

焼きさばのエスニックサラダ

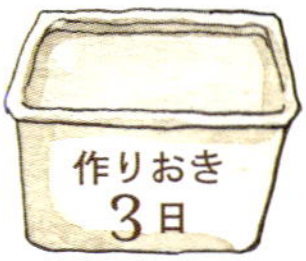

さばには中性脂肪をさげるEPAや脂質代謝の改善を促すDHA、
なかなかとれないビタミンB12や葉酸がたくさん含まれています。

材料 (2人分)

塩さば(半身) —— 1枚
紫たまねぎ(スライス/水にさらして水けを切ったもの) —— ¼個分
セロリ(スライス) —— ½本分
きゅうり(千切り) —— ½本分
みょうが(千切り) —— 2個分
A
- すりごま —— 大さじ1
- レモン汁 —— 大さじ1
- ナンプラー —— 大さじ1
- 自然派甘味料 —— 大さじ½
- 塩 —— ひとつまみ

オリーブオイル、糸唐辛子 —— 適量
パクチー (ざく切り) —— (あれば)適量

作り方

1 フライパンにオリーブオイルを入れて中火にかけ、さばの皮を下にして3分ほど焼く。裏返して3分ほど焼く。
2 バットに1をのせ、皮と骨をとり除きながら粗くほぐす。ラップをかけて冷蔵庫で30分冷やす。
3 ボウルにAを入れ、軽く混ぜる。
4 器にさばと野菜、唐辛子を盛り、お好みにあわせてパクチーを添え、3をかける。

column 4

「主食ラスト」&「コース食べ」がおすすめ

近年、血糖値を緩やかにあげ、効果的にやせるために、食べる順番に気をつけるようにいわれています。食物繊維の豊富な野菜から食べ、魚や肉のタンパク質へ移り、米やパン、パスタの炭水化物でおえるという食べ方です。

しかし私は、ひと口目は野菜から食べはじめることが多いものの、ふた口目以降は、最後に主食を食べれば自由でいいということにしています。理由は、カロリー計算の時と同じ。食べる順番にこだわりすぎて、食べることがストレスになってしまったからです。

名づけて「主食ラスト」。こう決めただけで、随分、気が楽になりました。ルールはシンプルに、ゆるゆるが一番です！

もっと食べやせの効果をあげたいなら、レストランのように「コース食べ」してみませんか？　食事の準備は一度にすませますが、1つの料理を食べおわったあと、次に食べたい料理をよそって食べるのです。

意識して間隔をあけると、満腹中枢が早く満たされ、いつもより少ない量で満腹になります。食べる量を調節できるというわけです。私の場合、いつもより食べる量が減った上、気がつけば、ごはん（お米）がどんどん進むような濃い味つけのものを欲しがらなくなり、薄味を好むようになっていました。ダイエットしながら、より健康的になったと感じています。

この本でも、「主食ラスト」をおすすめします。時間に余裕がある時は、「コース食べ」にもチャレンジしてみてください。ただし、朝食は「レモン白湯」からスタートさせましょう。理由はお話しした通り、先に内臓をあたためておいた方が何かとよいからです。

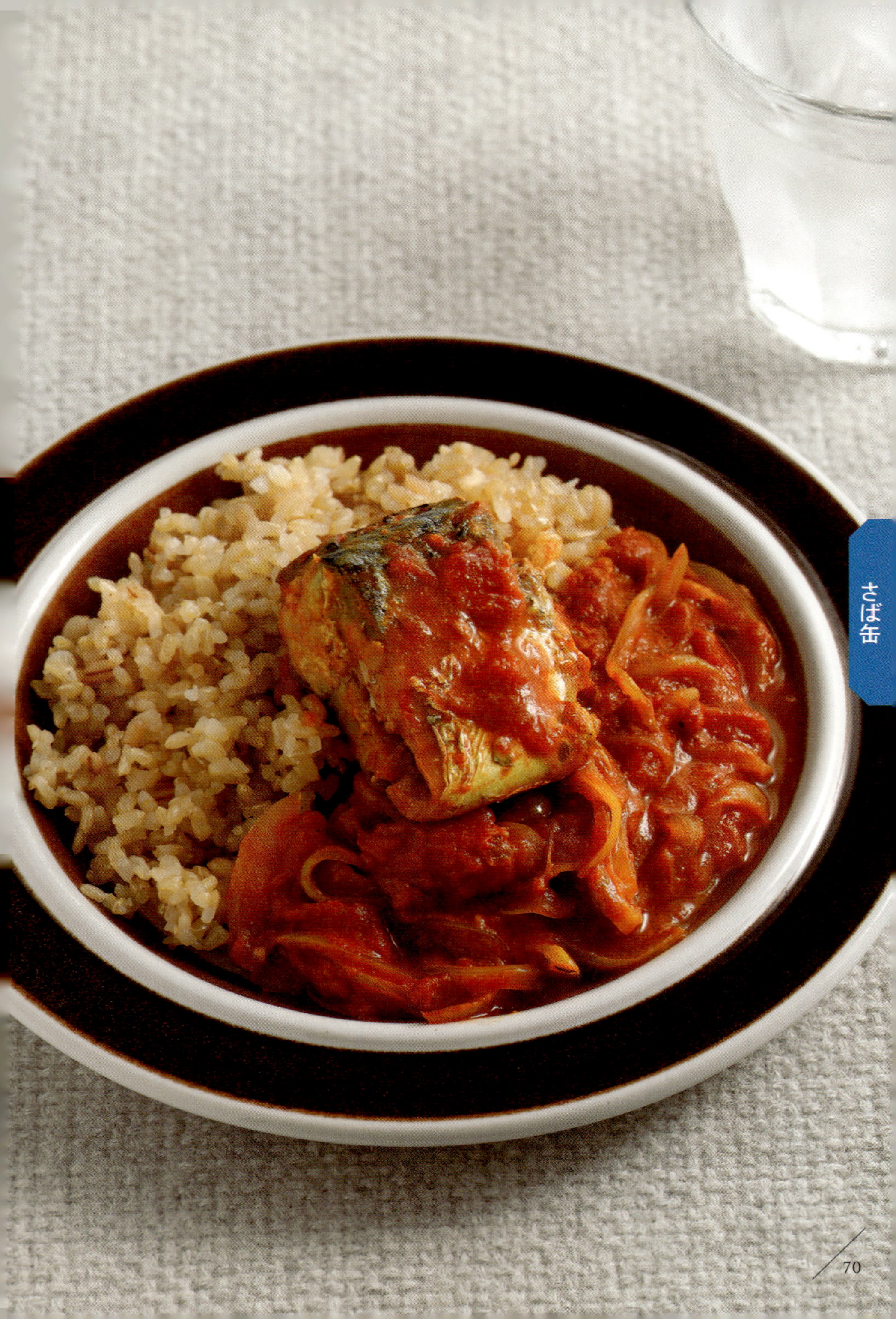

さばカレー

生より栄養価が高く、大人気のさば缶をカレーに仕立てて。カレーパウダーだけで作るのでカロリーも気になりません。

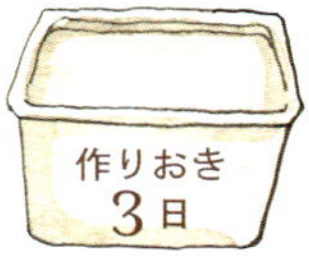

材料（2人分）

さば（水煮缶）―― 1缶（190g）
もち麦玄米（炊いたもの）―― 200g
たまねぎ（スライス）―― 1個分
トマト（水煮缶、カット）―― 1缶（400g）
にんにく（みじん切り）―― 1片分
カレーパウダー ―― 大さじ1
オリーブオイル ―― 大さじ1
A　水 ―― 大さじ1
　ウスターソース ―― 小さじ2
　しょうゆ ―― 小さじ1
　オリーブオイル ―― 少々

作り方

1 フライパンにオリーブオイルとにんにくを入れて弱火にかけ、香りがたつまで加熱する。
2 たまねぎを加え、中火で半透明になるまで炒める。
3 トマト、カレーパウダーを加え、軽く混ぜあわせる。
4 さば（汁ごと）を加え、中火で全体に火が通るまで加熱する。
5 Aを加え、中火で全体がなじむまで1〜2分加熱する。
6 器にもち麦玄米を盛り、5をかける。

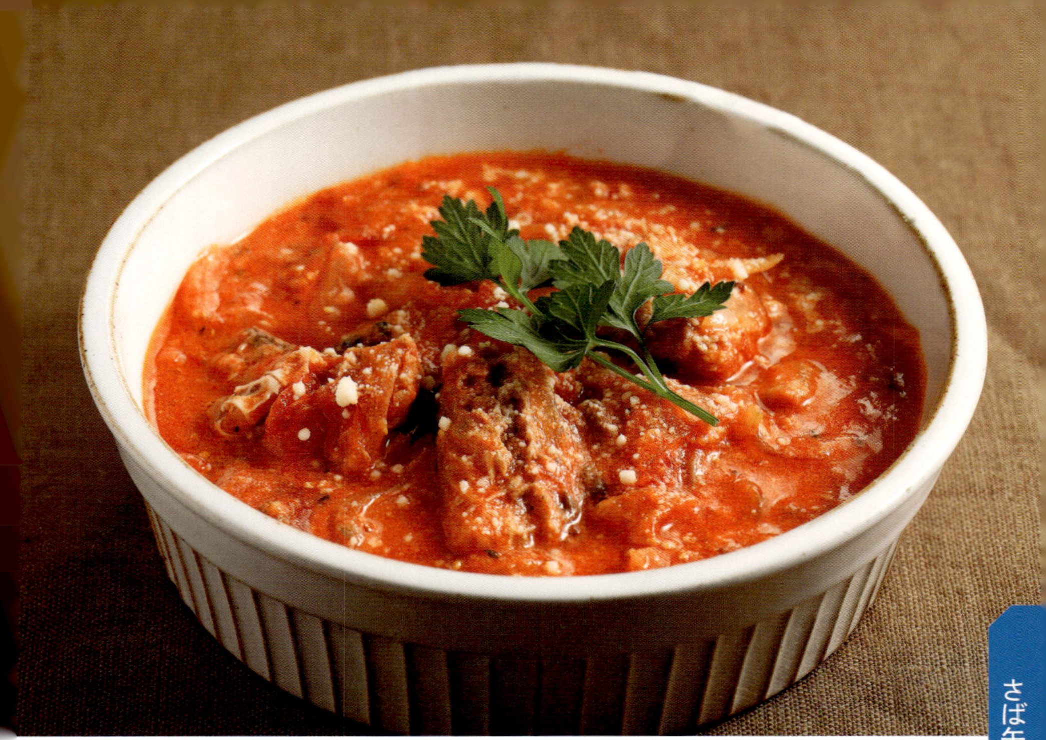

さばのトマトクリーム煮

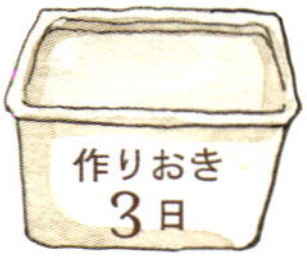

さば缶は栄養を逃さないように汁ごと使います。
お好みでトマトと相性のよいイタリアンパセリをたっぷり添えても。

材料（2人分）

さば（水煮缶）── 1缶（190g）
トマト（水煮缶、カット）── ½缶（200g）
たまねぎ（スライス）── ½個分
にんにく（みじん切り）── 1片分
オリーブオイル ── 大さじ1
塩 ── 少々

A
- ケチャップ ── 大さじ1
- コンソメ（顆粒）── 小さじ½
- こしょう ── 少々

B
- 豆乳（調整）── 100mℓ
- マスタード（粒）── 小さじ1

粉チーズ ── 適量
イタリアンパセリの葉（生）──（あれば）適量

作り方

1. フライパンにオリーブオイルとにんにくを入れて弱火にかけ、香りがたつまで加熱する。
2. たまねぎを加え、中火で透明になるまで炒める。
3. さば（汁ごと）、トマトを加え、さばを軽くほぐしながら中火で加熱する。
4. Aを加えて煮たたせ、Bを加えて軽く混ぜ、塩で味を調える。
5. 器に盛り、粉チーズをかけ、お好みにあわせてパセリを添える。

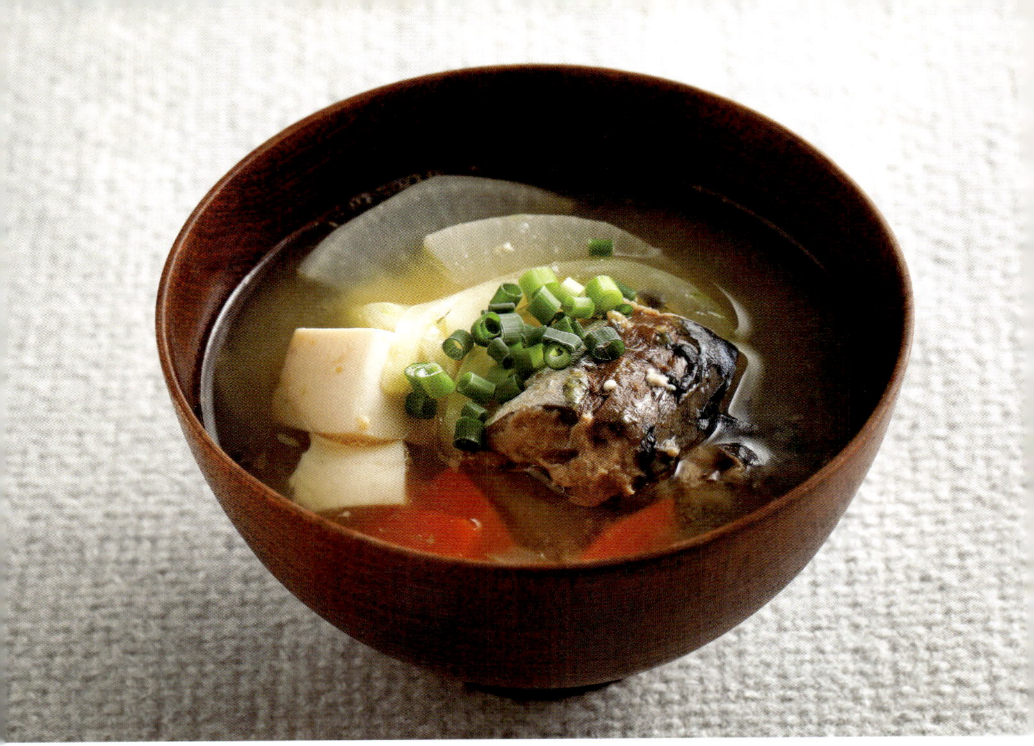

さばと豆腐のみそ汁

作りおき
2日

さばの旨みでだしいらず！　冷めてもおいしいみそ汁です。
さばのくさみが気になるなら、しょうがを多めに入れましょう。

材料（4人分）

さば（水煮缶）── 1缶（190g）
絹ごし豆腐（さいの目切り）── ½丁分（150g）
大根（いちょう切り）── 6cm分
たまねぎ（スライス）── ¼個分
にんじん（いちょう切り）── ¼本分
しょうがのしぼり汁 ── 1片分
水 ── 800mℓ
みそ ── 大さじ3
万能ねぎ（小口切り）── 適量

作り方

1 鍋にさば（汁ごと）、野菜、水を入れ、中火で火が通るまで加熱する。豆腐を加える。
2 みそをとき、しょうがのしぼり汁を加え、火をとめる。
3 器に盛り、ねぎを添える。

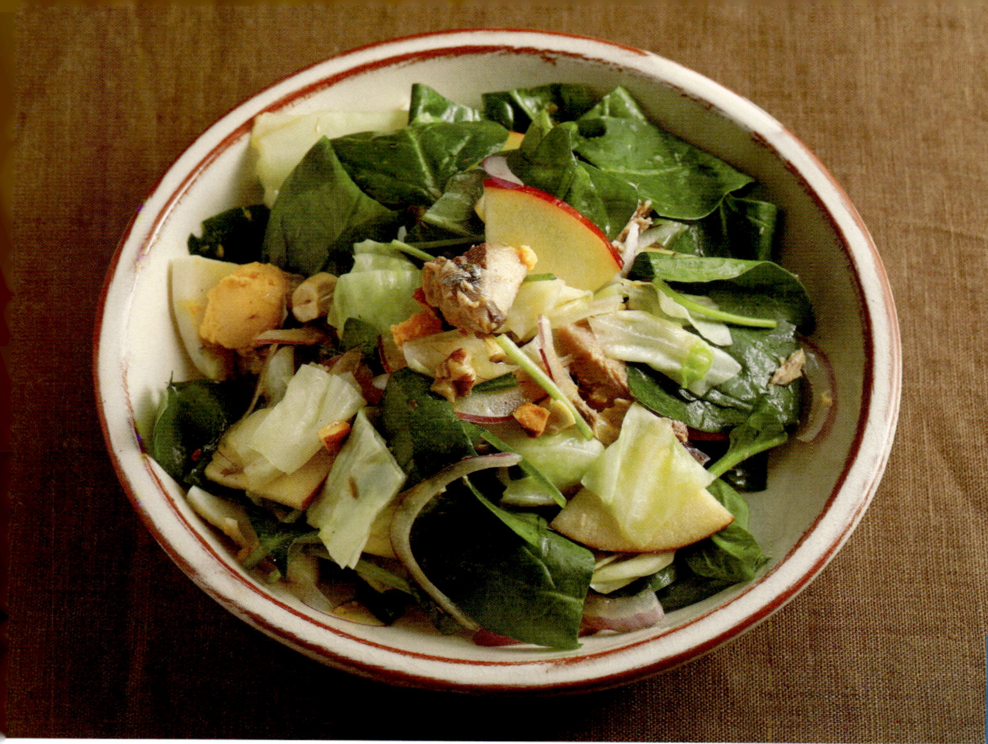

さばとりんごのパワーサラダ

野菜、フルーツ、さばが栄養を補いあう組みあわせのサラダ。
りんごは皮にも栄養があるので、皮つきのまま調理します。

材料（2人分）

さば（水煮缶／水けを切ってほぐしたもの）
　──1缶分（190g）
りんご（皮つき／いちょう切り）──¼個分
サラダほうれん草──80g
キャベツ（食べやすい大きさ）──¼個分
紫たまねぎ（スライス／水にさらして
　水けを切ったもの）──¼個分

ドレッシング

オリーブオイル──大さじ2
酢──大さじ1
しょうゆ──大さじ1
塩、こしょう──各適量

無塩ナッツ（粗くきざんだもの）──適量

作り方

1 耐熱容器にキャベツを入れてラップをかけ、600Wの電子レンジで2〜3分加熱し、しんなりさせる。

2 ボウルにドレッシングの材料を入れて軽く混ぜ、さば、1、残りのすべての材料を加えてあえる。

濃い味はダイエットの敵

濃い味つけはお米にあうので箸がどんどん進み、食べた分だけ消費しなければ、過剰な脂肪として体に残り、太ってしまいます。つまり濃い味つけは、太る原因！　さらによくないことに、「濃い味＝塩分多め」なので、むくみやすいというデメリットもあります。

濃い味に慣れているなら、ちょうどよい味に戻しましょう。はじめは意識して薄めに味を調えます。もの足りなさを感じたら、にんにく、しょうが、大葉など、香味野菜を活用するのもいいアイデアです。長年、濃い味だった私や母ですら、味覚をリセットできたのですから大丈夫！　だれでもいつでも味覚はかえられます。

ところで、市販のおそうざいを利用して、味が濃いなと思ったことはありませんか？　万人うけする味を目指す結果、濃い味に落ちついていることが多いのです。

場合によっては、すぐにいたまないよう保存料が入っていたり、発色をよくするための着色料が加えられていたり、原材料の表記を見ると、添加物がたっぷりということも。

できるだけ手作りし、濃い味や添加物とは距離をおくようにしましょう。

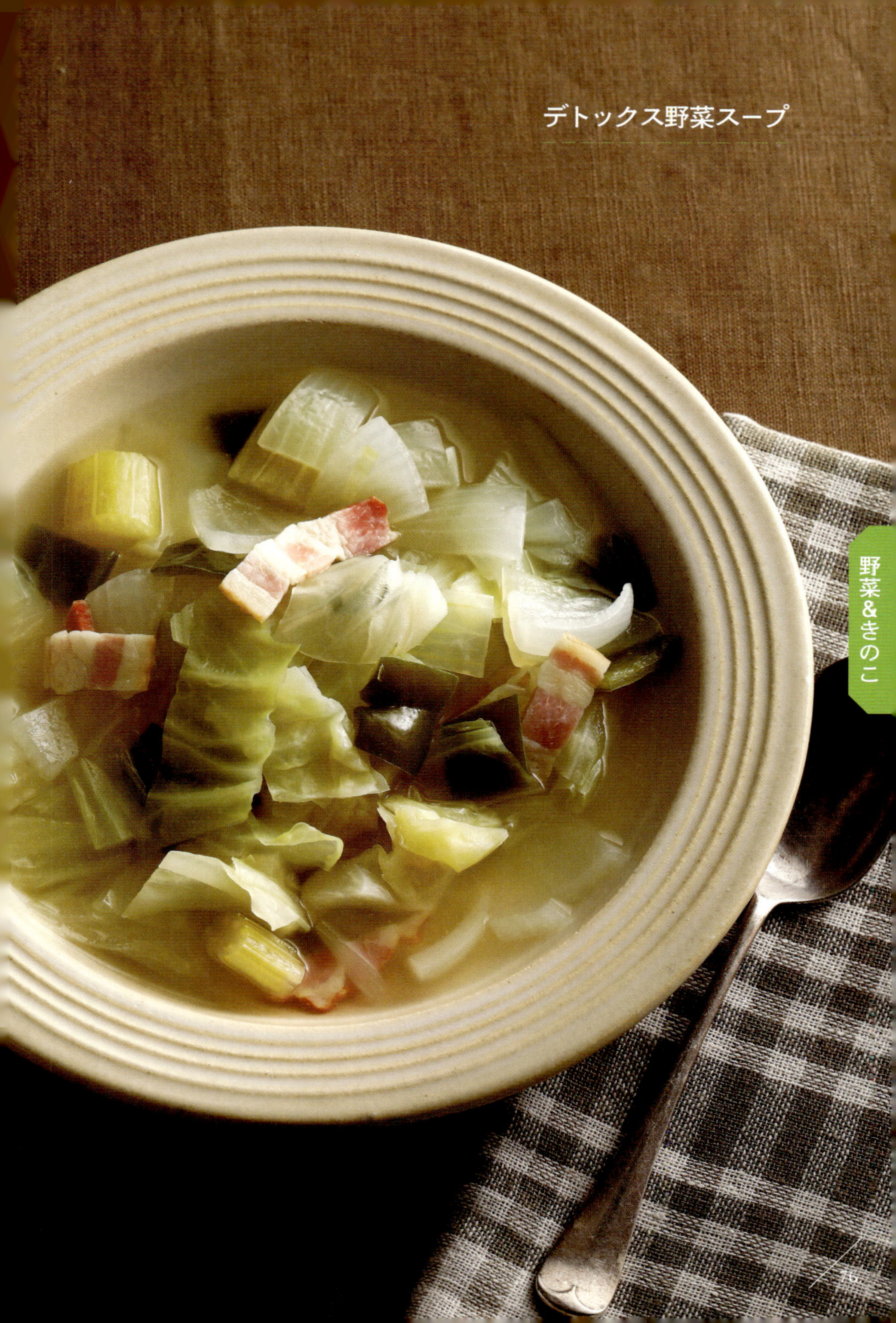

デトックス野菜スープ

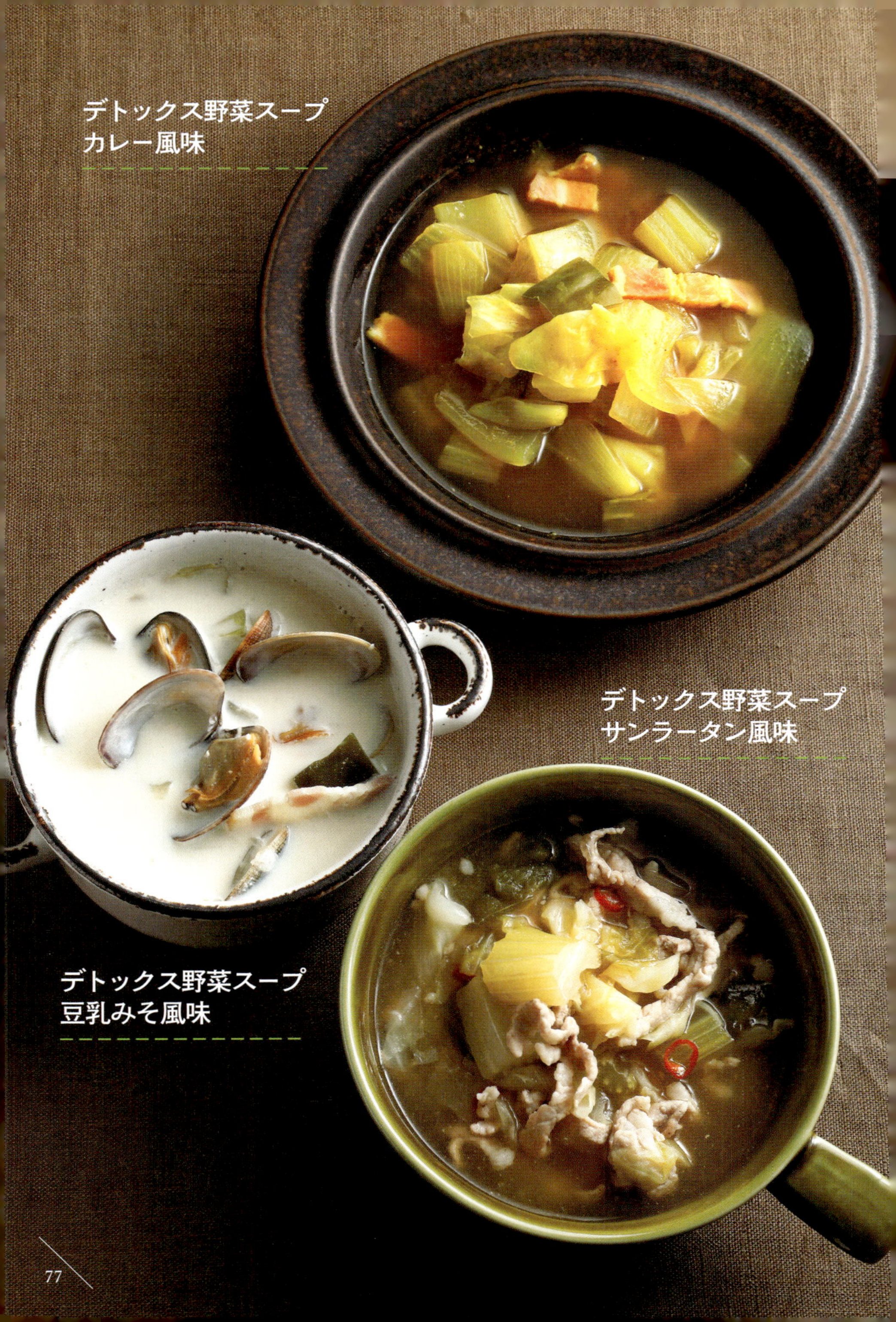

デトックス野菜スープ
カレー風味

デトックス野菜スープ
サンラータン風味

デトックス野菜スープ
豆乳みそ風味

デトックス野菜スープ

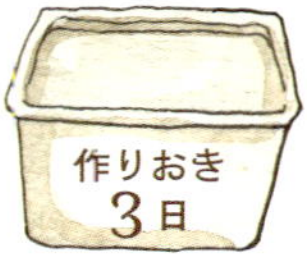

作りおきして活用することを考え、たっぷり作ります。アレンジするため、塩とこしょうは少なめに。

材料（作りやすい量）

キャベツ（食べやすい大きさ）── ½個分
たまねぎ（食べやすい大きさ）── 2個分
ピーマン（食べやすい大きさ）── 2個分
セロリの茎（食べやすい大きさ）── 1本分
ベーコン（スライス／短冊切り）── 2枚分
にんにく（つぶしたもの）── 1片分
水 ── 1.6 ℓ
コンソメ（顆粒）── 小さじ2
塩、こしょう ── 各適量

作り方

1 大きめの鍋（目安は直径22㎝）に野菜、ベーコン、にんにく、水を入れ、中火で加熱する。
2 コンソメを加え、塩とこしょうで味を調える。

野菜&きのこ

アレンジいろいろ！ 食べやせダイエットで大活躍のスープ

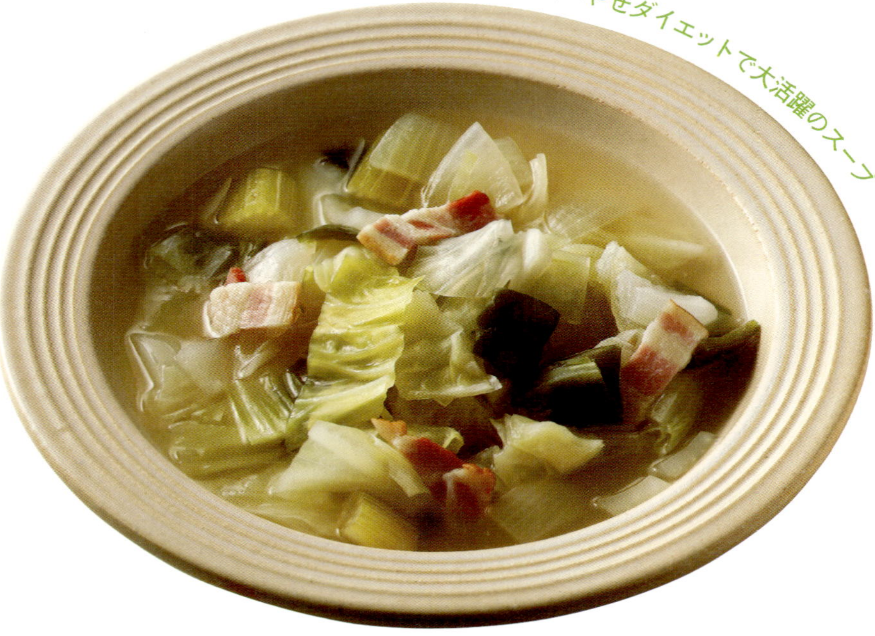

アレンジ 1

デトックス野菜スープ カレー風味

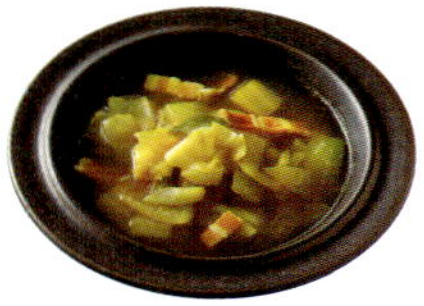

カレーパウダーはひとふりするだけで違いが出せて、アレンジの際に重宝します。

材料（2人分）

デトックス野菜スープ――400mℓ
カレーパウダー――小さじ1
しょうゆ――小さじ½

作り方

鍋にすべての材料を入れ、中火でひと煮たちさせる。

アレンジ 2

デトックス野菜スープ サンラータン風味

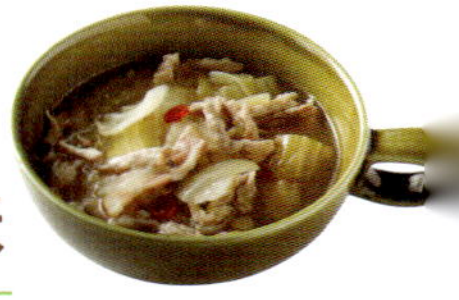

酢は毎日とりたい調味料。すっぱ辛さがクセになるサンラータン風に仕立てて。

材料（2人分）

デトックス野菜スープ――400mℓ
豚ロース薄切り肉――160g
鷹の爪（5mm厚の輪切り）――1本分
ごま油――大さじ½
A しょうゆ――小さじ2
　こしょう――小さじ½
片栗粉――小さじ2
酢――小さじ2
塩、こしょう――各少々

作り方

1 豚肉を細かく切り、塩、こしょうをふる。
2 鍋にごま油と鷹の爪を入れ、弱火にかけて香りがたってきたら、1を加えて炒める。
3 デトックス野菜スープとAを入れてひと煮たちさせ、同量の水（分量外）でといた片栗粉を加えてとろみをつけ、酢を加えて軽く混ぜる。

アレンジ 3

デトックス野菜スープ 豆乳みそ風味

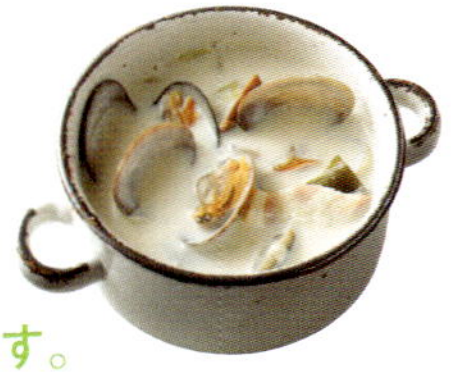

豆乳とみそを加えると、まろやかでクリーミーなコクが生まれます。

材料（2人分）

デトックス野菜スープ――200mℓ
あさり（殻つき、砂抜きしたもの）――120g
豆乳（無調整）――200mℓ
みそ――小さじ2
黒こしょう――（あれば）適量

作り方

1 鍋にデトックス野菜スープ、あさりを入れ、中火であさりの口がひらくまで加熱する。
2 豆乳を加え、みそをとく。

memo　お好みにあわせて黒こしょうをふります。

フライパン蒸し野菜

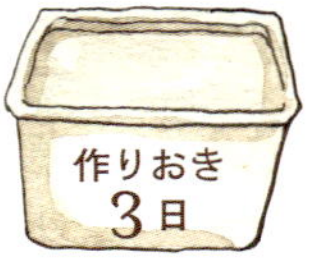

フライパン1つでラクラク完成！
冷蔵庫の残り野菜を活用してもOKです。

材料（2人分）

たまねぎ（くし切り）── ½個分
かぼちゃ（1cm厚の薄切り）── ¼個分
ミニトマト── 4個
ブロッコリー（小房）── 4個
しめじ── 50g
水── 100mℓ

ドレッシング

マヨネーズ── 大さじ2
みそ── 大さじ1
豆乳（無調整）── 大さじ1
いりごま── 小さじ1
七味唐辛子── 適量

作り方

1 フライパンに野菜としめじを並べる。
2 水を加え、ぴったりふたをして中火で8～10分加熱する。

memo　竹串で刺して火が通っているか確認し、通っていなければさらに加熱する。

3 ボウルにドレッシングの材料を入れ、軽く混ぜる。
4 器に2を盛り、3をかける。

memo　以下の材料でドレッシングのバリエーションを楽しめます（2人分）。
a オリーブオイル 大さじ2、しょうゆ・レモン汁・自然派甘味料・柚子こしょう 各小さじ1
b 大葉（みじん切り）3枚分、かつお節2g、しょうゆ 大さじ4、酢 大さじ2、いりごま（白）大さじ1
c オリーブオイル 大さじ3、しょうゆ・レモン汁 各小さじ2、わさび 小さじ1
d オリーブオイル 大さじ3、めんつゆ・水 各大さじ1、梅肉（たたいたもの）大1個分
e オリーブオイル 大さじ3、酢 大さじ1、しょうゆ・にんにく（すりおろし）各小さじ1

グリル野菜

切って焼くだけなのにおいしい！　野菜本来の旨みを堪能できます。
こげないように焼きすぎに気をつけましょう。

材料（2人分）

パプリカ（赤／食べやすい大きさ）── 1個分
ピーマン（食べやすい大きさ）── 1個分
なす（輪切り）── 1本分
ズッキーニ（輪切り）── ½本分
オリーブオイル── 大さじ1
塩── 適量

作り方

フライパンにオリーブオイルを入れて中火にかけ、野菜を並べて塩をふり、焼き色がつくまで焼く。

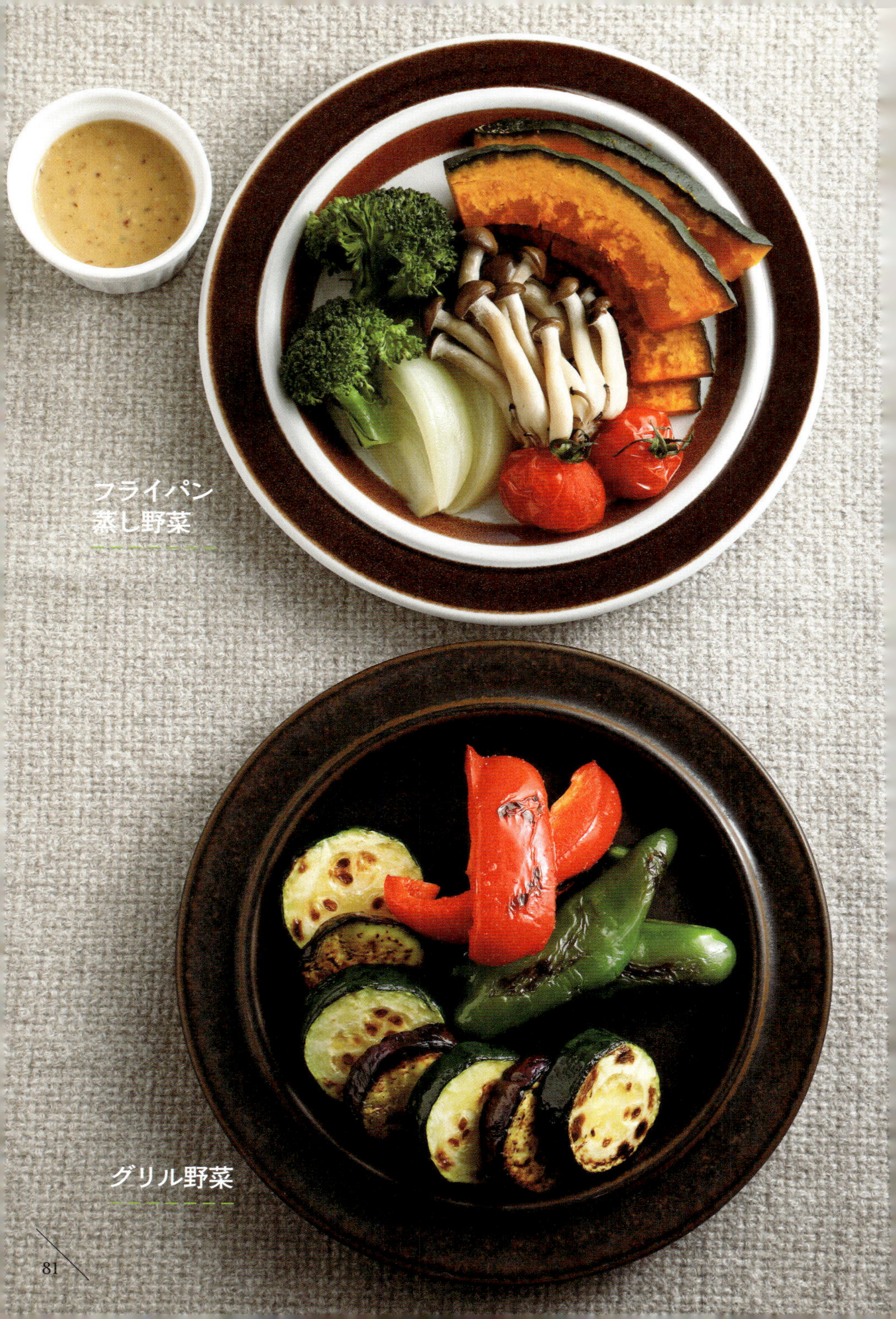

フライパン
蒸し野菜

グリル野菜

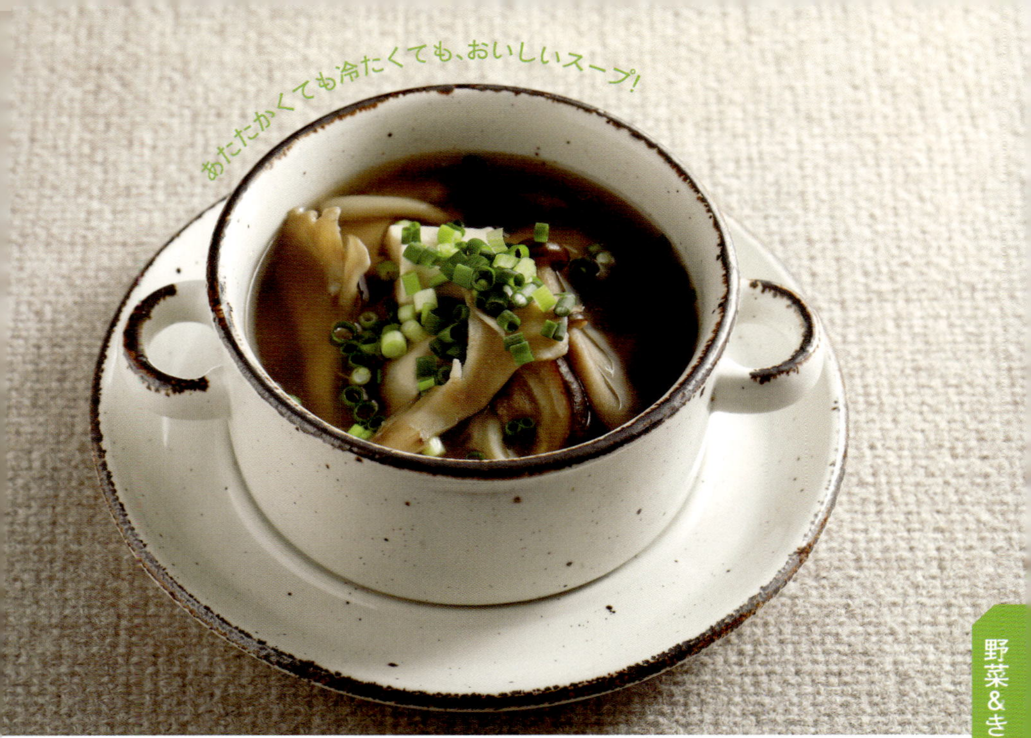
あたたかくても冷たくても、おいしいスープ!

きのこと豆腐のスープ

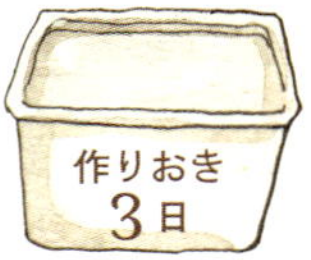
作りおき
3日

きのこと豆腐をたっぷりと。スープなので、熱にとけやすいきのこの栄養もしっかりキャッチできます。

材料（4人分）

まいたけ —— 50g
しめじ —— 50g
しいたけ（細切り）—— 4個分
絹ごし豆腐（さいの目切り）—— ⅓丁分（100g）
ごま油 —— 大さじ2
A　水 —— 700mℓ
　白だし —— 大さじ2
　塩 —— 少々
万能ねぎ（小口切り）—— 適量

作り方

1 鍋にごま油を入れて中火にかけ、ほぐしたまいたけとしめじ、しいたけを入れてかさが減るまでよく炒める。
2 豆腐とAを加え、中火でひと煮たちさせる。
3 器に盛り、ねぎを添える。

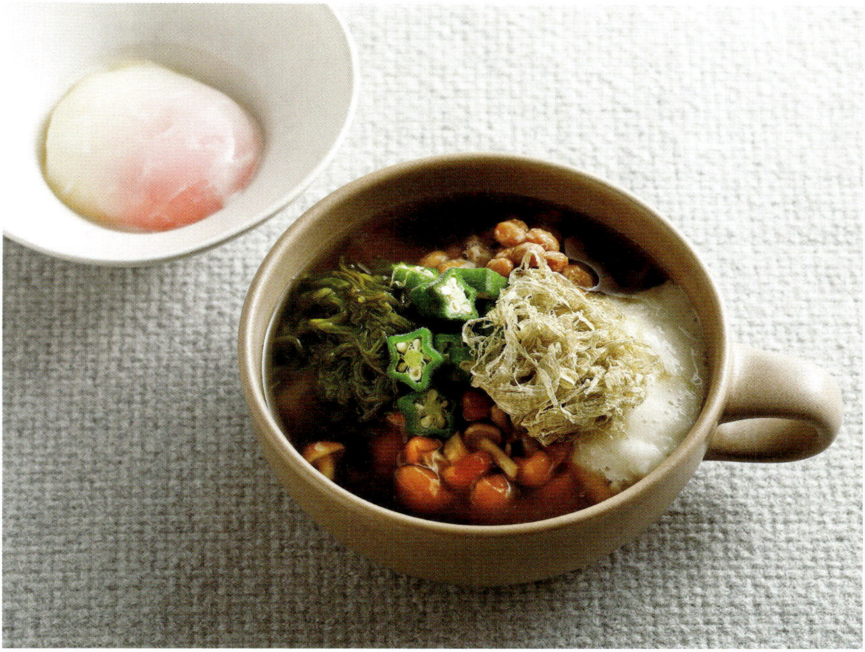

アレンジ1

きのこと豆腐のネバネバデトックススープ

**きのこと豆腐のスープを冷製スープにアレンジ。
さっぱりしているのにしっかりおなかにたまるすぐれものです。**

材料（2人分）

きのこと豆腐のスープ――400mℓ
なめこ――50g
めかぶ――20g
おくら（小口切り）――2本分
長いも（すりおろし）――6cm分
納豆（付属のたれは不要）――2パック（80g）
とろろ昆布――10g
温泉玉子（P39）――2個
しょうゆ――適量

作り方

1 なめことおくらはそれぞれさっとゆでて冷まし、おくらは小口切りにする。きのこと豆腐のスープは、冷蔵庫で冷やしておく。
2 器にスープを盛り、めかぶ、長いも、納豆、なめこ、おくら、とろろ昆布をのせ、食べる前に温泉玉子を添え、しょうゆをかける。

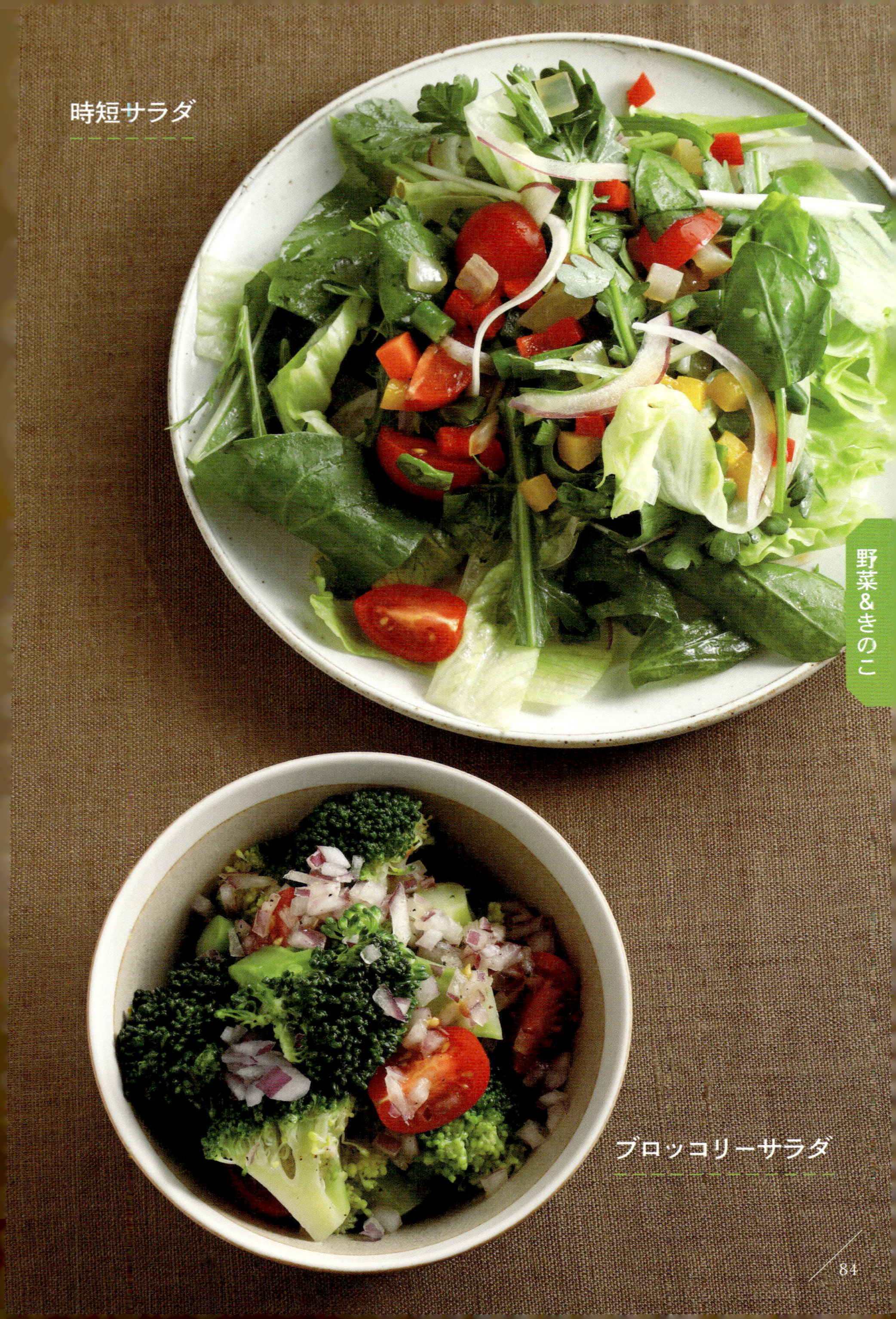

時短サラダ

ブロッコリーサラダ

時短サラダ

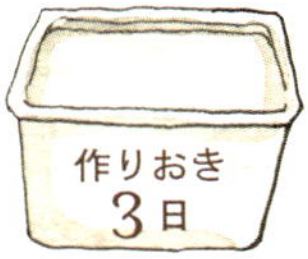

時間のある時にたっぷり作りおきしておけば、食べたい時に時短で用意できます。P80を参考に、ドレッシングをあれこれかえてもおいしい！

材料（2人分、3日分）

レタス（食べやすい大きさ）―― 5枚分
水菜（食べやすい大きさ）―― 50g
春菊（食べやすい大きさ）―― 100g
サラダほうれん草（食べやすい大きさ）―― 100g
たまねぎ（スライス／水にさらして水けを切ったもの）―― 1個分
紫たまねぎ（スライス／水にさらして水けを切ったもの）―― 1個分
ミニトマト（4等分）―― 12個分

ミックスベジタブル

たまねぎ（1㎝角）―― 1個分
にんじん（1㎝角）―― ½本分
パプリカ（赤、黄／1㎝角）―― 各1個分
ピーマン（1㎝角）―― 2個分
いんげん（1㎝角）―― 6本分
オリーブオイル、塩 ―― 適量

ドレッシング（2人分、1日分）

オリーブオイル ―― 大さじ3
酢 ―― 大さじ1
塩 ―― 小さじ½
自然派甘味料 ―― ひとつまみ

作り方

ボウルに野菜とミックスベジタブルを入れ、ドレッシングをかけてあえる。

ミックスベジタブルの作り方

❶フライパンにオリーブオイルを入れて中火にかけ、たまねぎが半透明になるまで炒める。❷にんじんを加えて色がかわってきたら、パプリカ、ピーマン、いんげんを加え、塩をふり、中火で3分炒める。火をとめて粗熱をとる。

ブロッコリーサラダ

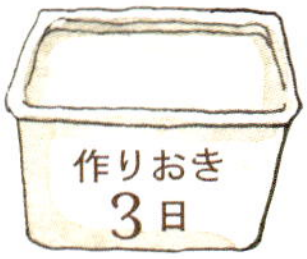

ビタミンB群、C、カロチン、鉄分など、栄養をたっぷり含んだブロッコリーは、ダイエットやエイジングケアにぴったり。積極的に食べましょう。

材料（2人分）

ブロッコリー（小房）―― ½株分
ミニトマト（4等分）―― 4個分
紫たまねぎ（みじん切り／水にさらして水けを切ったもの）―― ¼個分

ドレッシング

オリーブオイル ―― 大さじ2
レモン汁 ―― 大さじ1
自然派甘味料 ―― 小さじ½
塩 ―― 小さじ½
こしょう ―― 少々

作り方

1 鍋に湯（分量外）を沸かして塩（分量外）を入れ、中火でブロッコリーを2〜3分ゆでる。
2 ボウルにドレッシングの材料を入れて軽く混ぜ、1、トマト、たまねぎを加えてあえる。

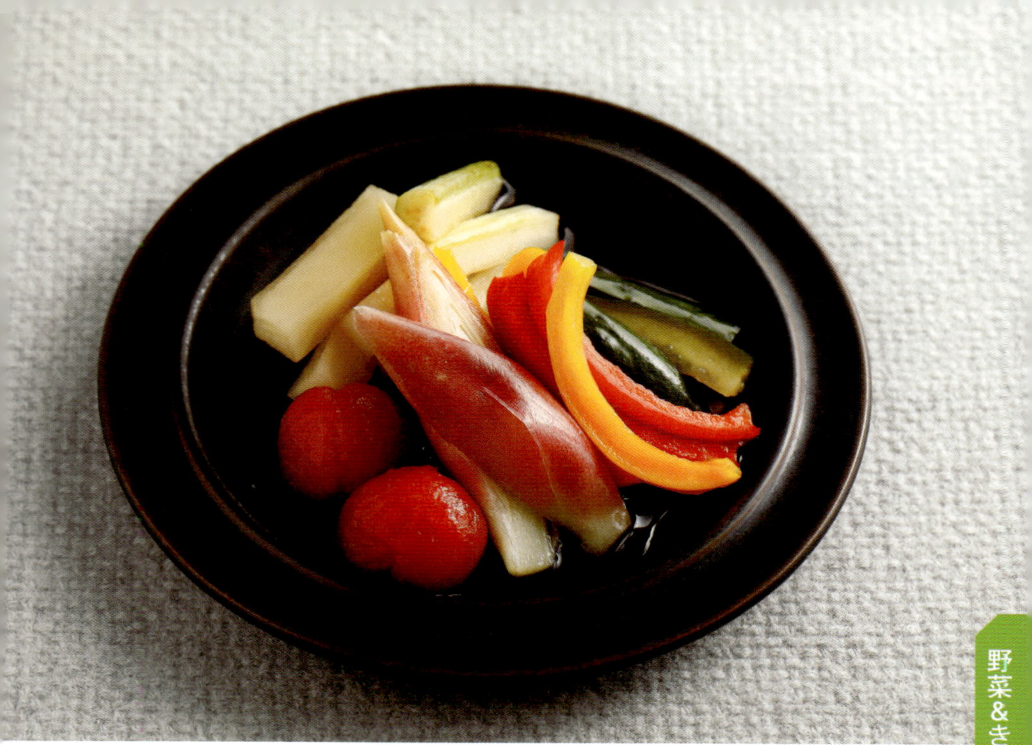

野菜ピクルス

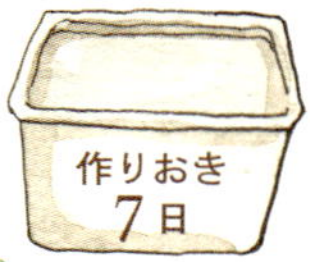

**副菜にもおやつにも大活躍。
細かくきざんで、マヨネーズとあえればタルタルソースにもなります。**

材料（2人分）

パプリカ（赤、黄／細切り）── 各½個分
セロリ（1cmの拍子木切り）── ½本分
大根（1cmの拍子木切り）── 100g
きゅうり（1cmの拍子木切り）── 1本分
ミニトマト（湯むきしたもの）── 4個
みょうが（縦に2等分）── 2個分
ローリエ ── 2枚

A
- りんご酢 ── 200mℓ
- 水 ── 100mℓ
- 自然派甘味料 ── 大さじ5
- 塩 ── 小さじ1
- 黒こしょう ── 適量

作り方

1 鍋にAを入れて中火にかけ、沸いたら火をとめて粗熱をとる。

2 1が冷めきらないうちに、保存袋に野菜とローリエと一緒に入れる。空気を抜きながら袋をとじ、冷蔵庫でひと晩寝かせる。

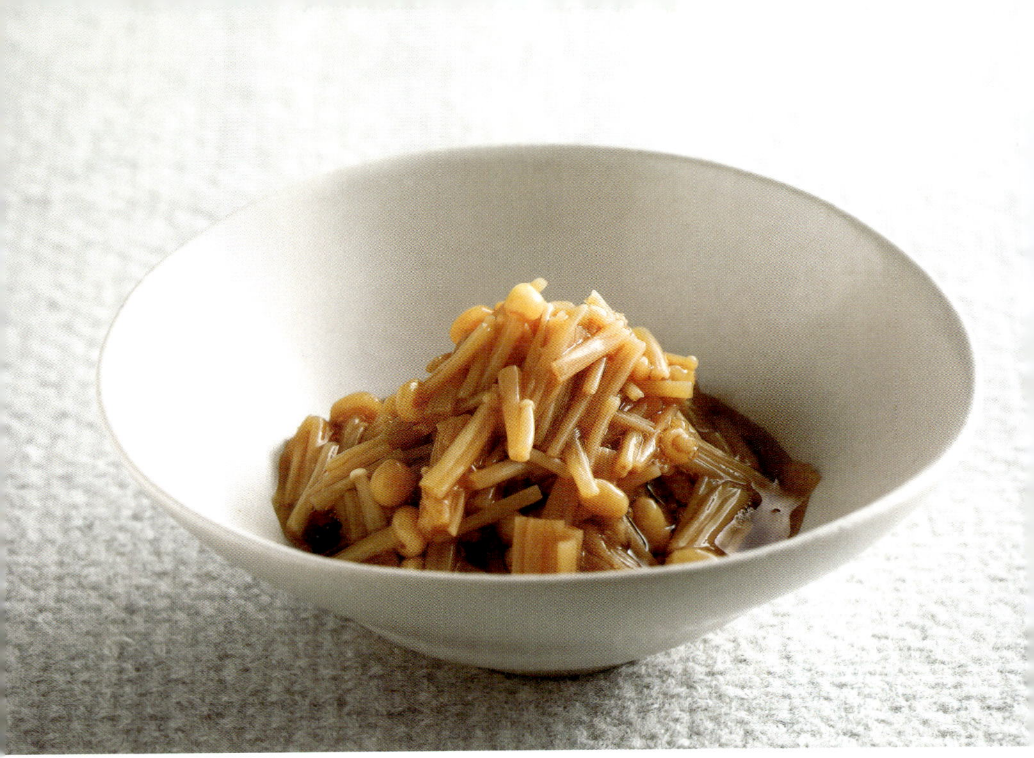

なめたけ

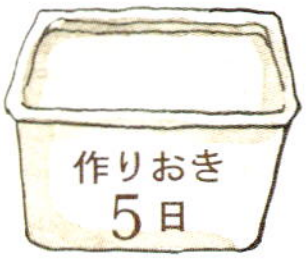

ビタミンB群と食物繊維の宝庫、えのきたけは大注目の食材。
ダイエットはもとより、さまざまな病気の予防効果が期待できます。

材料 (2人分)

えのきたけ(2㎝にカット) —— 150g
A しょうゆ —— 大さじ2
　みりん —— 大さじ2
　酒 —— 大さじ2
　自然派甘味料 —— 小さじ1
酢 —— 大さじ1

作り方

1 鍋にほぐしたえのきたけとAを入れ、中火でひと煮たちさせる。
2 酢を加え、中火で1分ほど加熱し、酢をとばす。

麻婆しらたき

**糖質が少ないしらたきを麻婆風味に。
いつもとかわらないおいしさです。**

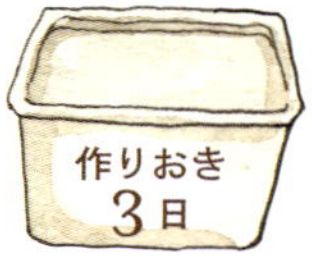

材料（2人分）

しらたき（下ゆでしたもの）—— 200g
豚ひき肉 —— 100g
にんにく（みじん切り）—— 1片分
しょうが（みじん切り）—— 1片分
ごま油 —— 大さじ1
片栗粉 —— 大さじ½
豆板醤 —— 小さじ1
A
　水 —— 300㎖
　しょうゆ —— 大さじ1
　酒 —— 大さじ1
　甜麺醤 —— 小さじ1
　鶏ガラスープの素（顆粒）—— 小さじ1
　自然派甘味料 —— 小さじ1
万能ねぎ（小口切り）—— 適量

作り方

1 フライパンにごま油、にんにく、しょうが、豆板醤を入れて弱火にかけ、香りがたつまで加熱する。
2 豚肉を加え、中火で色がかわるまで炒める。しらたきとAを加えて混ぜ、2～3分煮たてる。
3 同量の水（分量外）でといた片栗粉を加え、とろみをつける。
4 器に盛り、ねぎを添える。

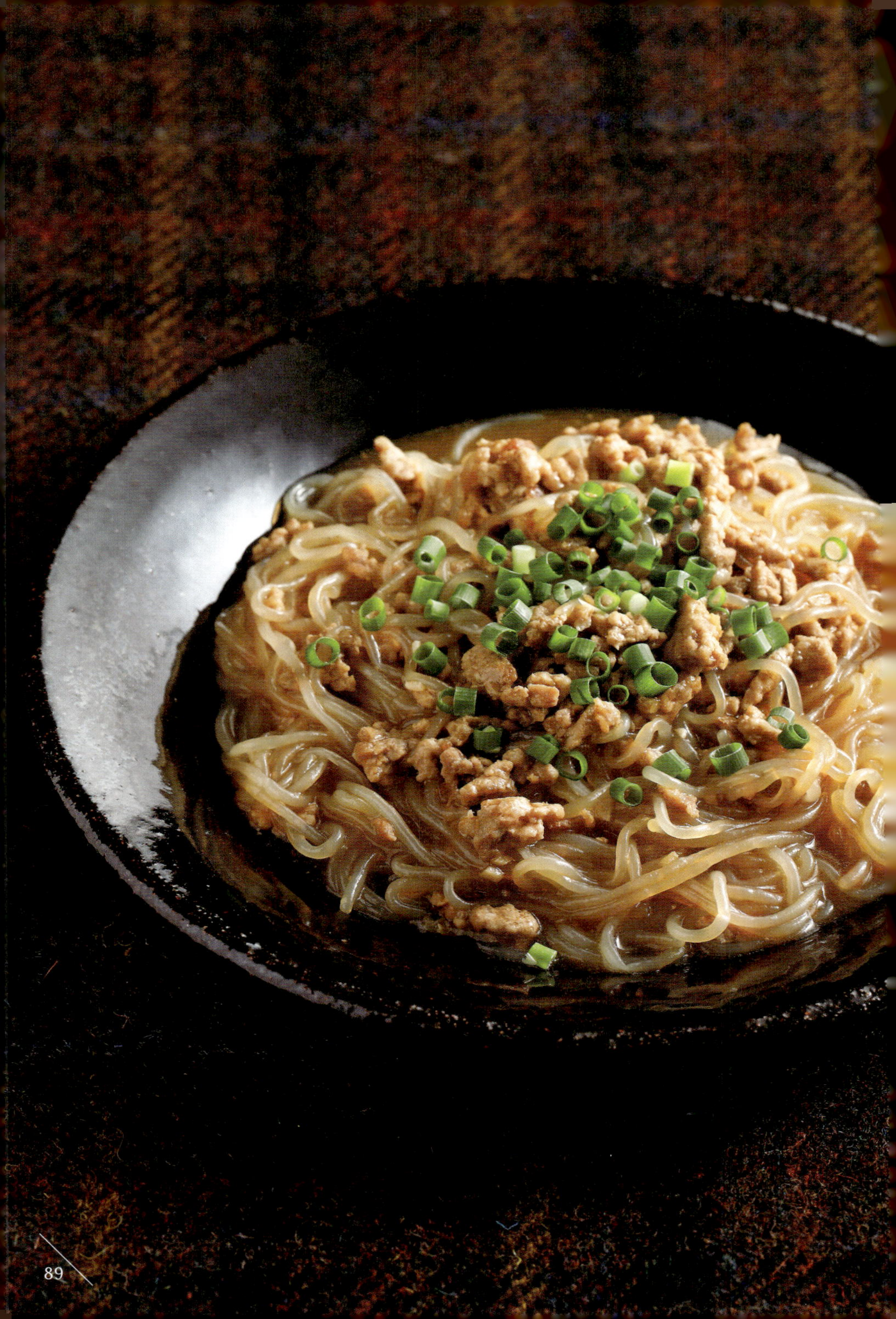

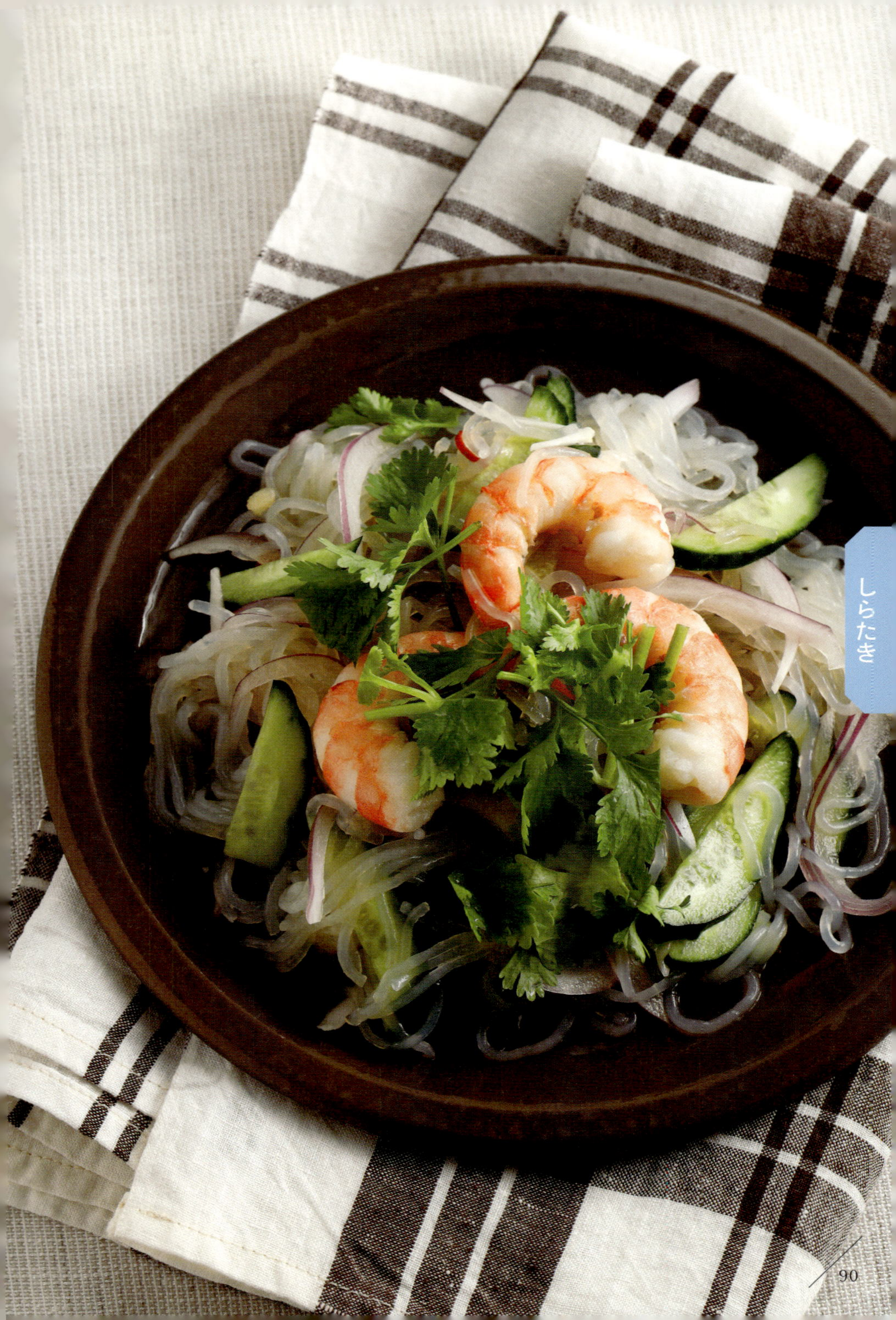

しらたきヤムウンセン

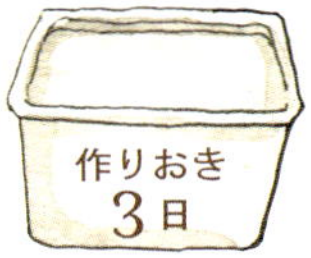

ヤムウンセンはタイの春雨サラダ。
ナンプラーとレモン、パクチーが香り、食欲をそそります。

材料（2人分）

しらたき（下ゆでしたもの）—— 200g
えび（わたをとって塩ゆでしたもの）—— 100g
紫たまねぎ（スライス／水にさらして水けを切ったもの）—— ½個分
きゅうり（縦に2等分し、斜め薄切り）—— 1本分
パクチー（ざく切り）—— 8本分

A
- 赤唐辛子（小口切り）—— 1本分
- にんにく（みじん切り）—— ½片分
- ナンプラー —— 大さじ1½
- レモン汁 —— 大さじ1
- 自然派甘味料 —— 大さじ1

作り方

1. ボウルにAを入れ、軽く混ぜる。
2. 別のボウルに食べやすいサイズに切ったしらたきとえび、たまねぎ、きゅうりを入れ、軽く混ぜる。
3. 器に2を盛り、1をかけ、パクチーをのせる。

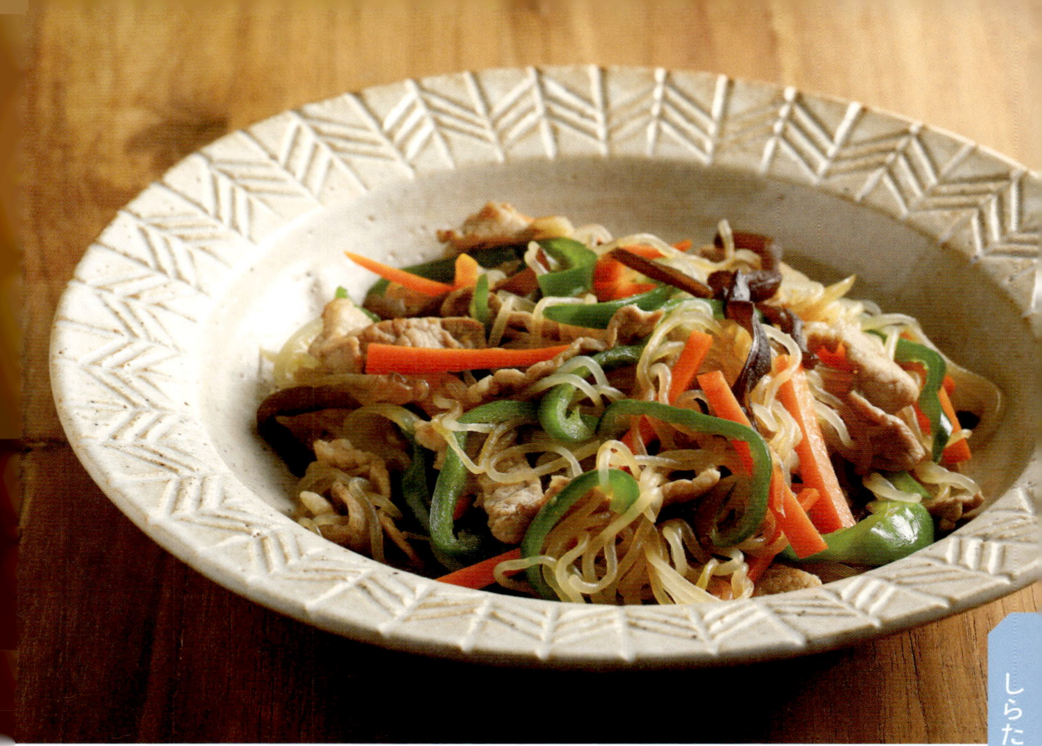

しらたきチャプチェ

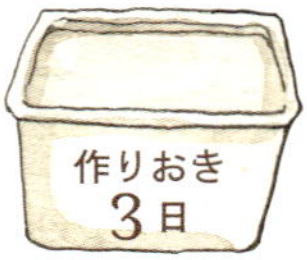

春雨をしらたきで代用し、韓国の定番料理チャプチェに。
豚肉と野菜の旨みがしらたきにしみて、箸が進みます。

材料（2人分）

しらたき（下ゆでしたもの）── 300g
豚ひれ肉（またはもも肉、いずれも赤身／1cm幅）
── 150g
にんじん（太めの細切り）── ½本分
ピーマン（細切り）── 2個分
たまねぎ（スライス）── ¼個分
きくらげ（生／細切り）── 50g
ごま油──大さじ1
A しょうが（すりおろし）── ½片分
酒──大さじ2
しょうゆ──大さじ1
オイスターソース──大さじ1
自然派甘味料──大さじ1

作り方

1 フライパンにごま油を入れて中火にかけ、豚肉、野菜、きくらげの順に入れ、全体に火が通るまで炒める。しらたきを加え、なじむまで炒める。
2 Aを加え、さらに炒めてなじませる。

column 6

お酒も飲んでOK

体は負担になるものから代謝していくため、アルコールが入ってくると真っ先に代謝しようとし、糖質や脂質の代謝を後まわしにします。なので、ダイエット中のお酒はお休みにするのが理想です。

しかし、禁酒がストレスになると、ダイエットが続かなくなるため、飲みたくなったら我慢せず、楽しみます。まさに甘いものと一緒！

おすすめは、自分の一番好きなお酒を1杯だけ飲むこと。ダイエット中だからといってカロリーオフ、糖質オフのものを選ぶ必要はありません。満足するまで飲み続けないためにも、自分が一番満足するものを選びます。おいしく飲むために、お気に入りのグラスで飲むのもポイント。満足感を量より質で得られるよう工夫します。

お酒を飲む時は、おつまみなど、一緒に食べるものにも気を配りましょう。はじめにお話ししたように、お酒と一緒に食べたものは、代謝されず脂肪になってたまりやすくなるので、糖質や脂質が低いものを選びます。お酒ではなく、おつまみでコントロールするのです。

お酒を選ぶのもゆるゆるルールで、「好きなものを1杯だけ」と決めます。お酒全般が好きというのなら、以下を参考にしてみてください。おつまみにも気配りを忘れずに。

太りにくいお酒

アルコールと香味成分だけで作られる蒸留酒：焼酎、ウイスキー、ブランデー
糖質が少ないワイン：赤（メルロー、ピノ・ノワール）
：白（シャルドネ、ソーヴィニヨン・ブラン）

お酒にあわせたいおつまみ

野菜全般、枝豆、豆腐、ささみ、焼き鳥、たこ、いか、えび
（お酒を飲んだら、炭水化物はさけること）

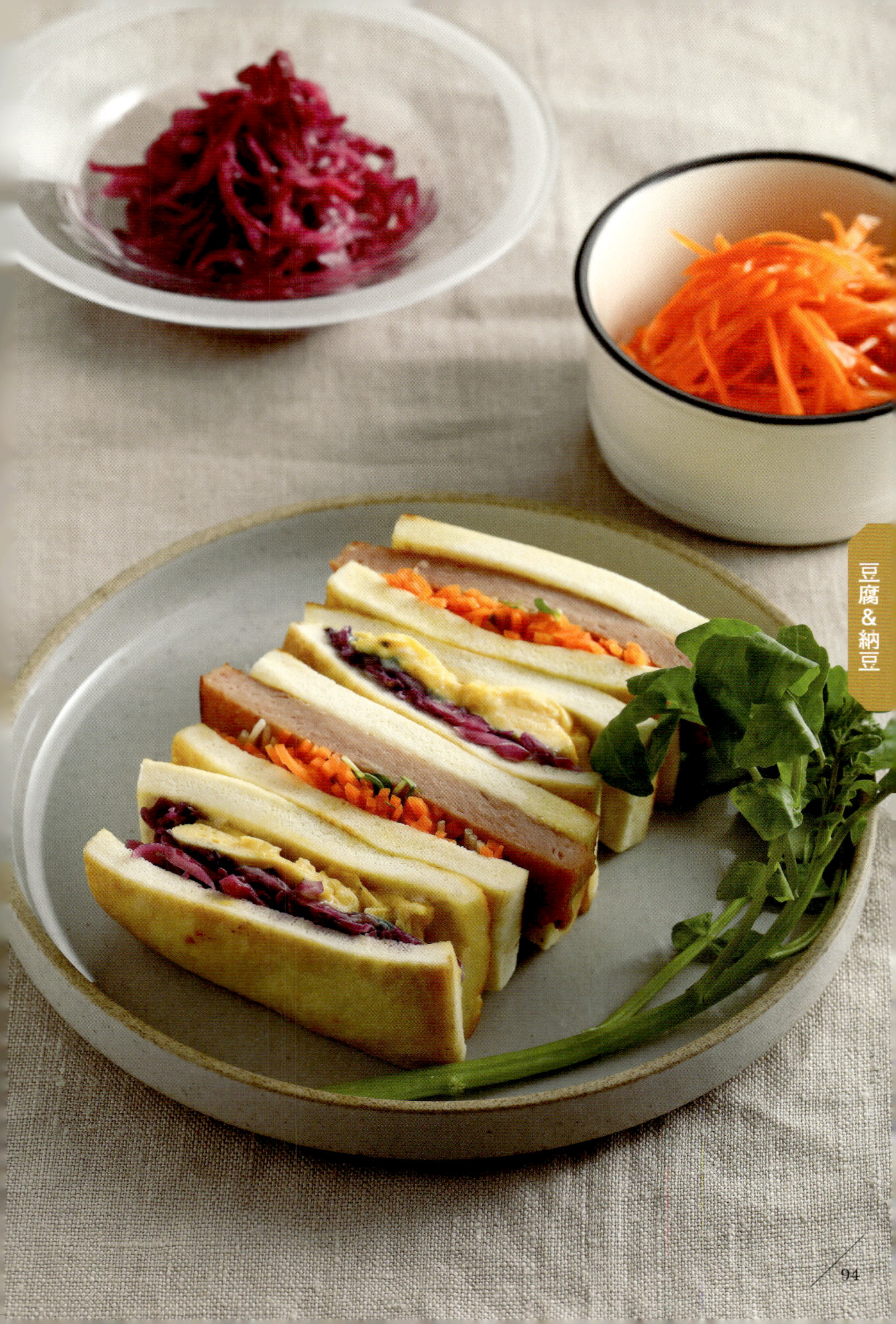

高野豆腐サンドイッチ

高野豆腐の水けをしっかり切り、カリッと焼いてパンに見たてています。

材料（2人分）

高野豆腐

- 高野豆腐（7㎝の正方形）――4枚
- マヨネーズ――大さじ2
- からし――小さじ1
- バター――適量

半熟オムレツ

- 卵――2個
- 塩――小さじ½
- バター、こしょう――各適量

スパム（1㎝厚）――2枚
かいわれ大根――20g
オリーブ（黒、輪切り）――4個分
キャロットラペ、紫キャベツラペ――各適量

作り方

1 高野豆腐を準備する：a高野豆腐を水（分量外）で戻し、水けを切って半分の厚さにスライスする。フライパンにバターを入れて弱火にかけ、高野豆腐を入れ、焼き目がつくまで両面をしっかり焼く。
b別のボウルにからしとマヨネーズを入れてよく混ぜ、aの高野豆腐それぞれの片面に塗る。
2 半熟オムレツを作る：ボウルに卵を割り入れ、塩とこしょうを加えて混ぜる。別のフライパンにバターを入れ、中火で半熟になるまで加熱する。
3 別のフライパンにスパムを入れ、中火で焼き色がつくまで両面をしっかり焼く。
4 1の高野豆腐2枚に、2と紫キャベツラペ、オリーブ、かいわれ大根をはさむ。もう2枚にスパムとキャロットラペ、かいわれ大根をはさむ。それぞれ半分に切る。
5 器に盛り、クレソンを添える。

キャロットラペ

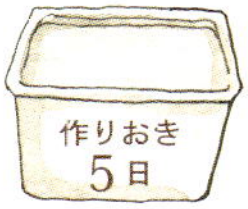

**単品で食べてもおいしいサラダ。
お弁当にも重宝します。**

材料（2〜3人分）

にんじん（千切り）――1本分

A
- オリーブオイル――大さじ2
- 酢――50㎖
- 自然派甘味料――大さじ½
- 塩――小さじ1

塩――適量

作り方

1 ボウルににんじんを入れ、軽く塩をふってもみ、30分ほどおく。水けをしっかり切る。
2 Aを加え、1となじませる。

紫キャベツラペ

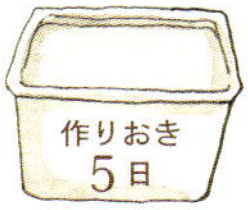

**紫キャベツは、脂質を減らしたり、
抗酸化作用をうながす効果があります。**

材料（2〜3人分）

紫キャベツ（千切り）――½個分

A
- オリーブオイル――大さじ2
- 酢――50㎖
- 自然派甘味料――大さじ½
- 塩――小さじ1

塩――適量

作り方

1 ボウルに紫キャベツを入れ、軽く塩をふってもみ、30分ほどおく。水けをしっかり切る。
2 Aを加え、1となじませる。

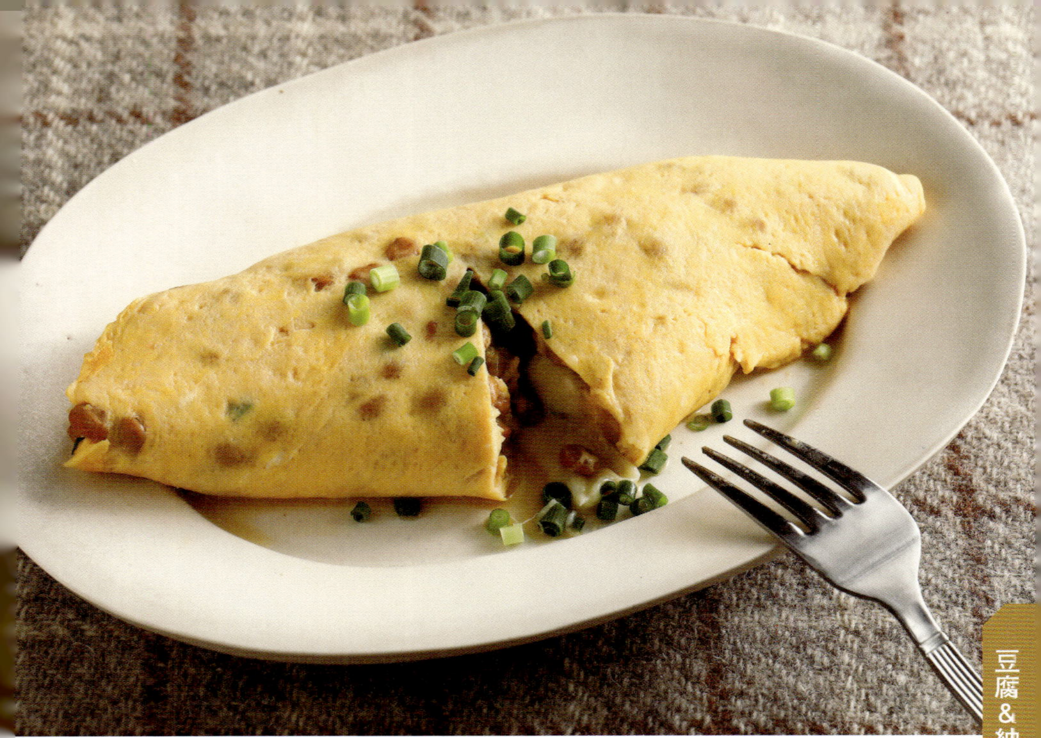

納豆チーズオムレツ

卵は完全栄養食品。含まれていない栄養素はビタミンCと食物繊維だけ。
サラダと組みあわせれば、最高の食事になります。

材料（2人分）

納豆（付属のたれは不要）── 1パック（40g）
万能ねぎ（小口切り）── 2本分
とき卵 ── 2個分
豆乳（無調整）── 50mℓ
バター ── 10g
チーズ（ピザ用）── 大さじ2
しょうゆ ── 小さじ1
塩、こしょう ── 各少々

作り方

1 ボウルに納豆、ねぎの¾量、しょうゆを入れて混ぜる。卵、豆乳、塩、こしょうを加えて混ぜる。
2 フライパンにバターを入れて中火にかけ、1を流して少し加熱してチーズを加え、半熟になるまで加熱してオムレツを作る。
3 器に盛り、残りのねぎをちらす。

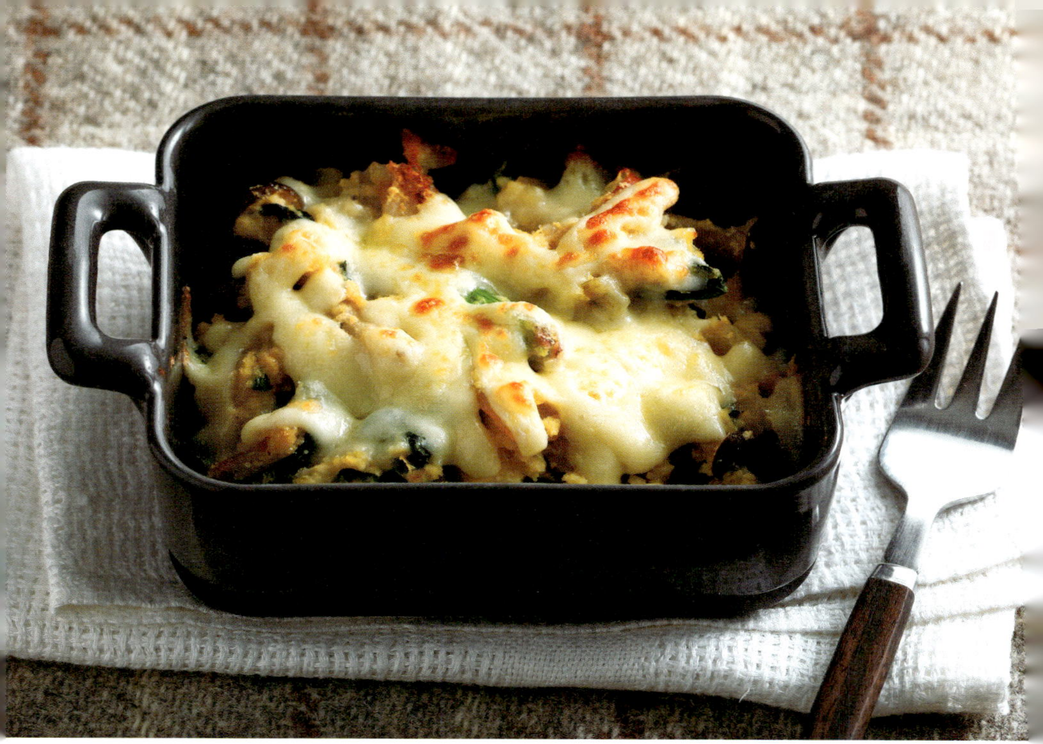

おからグラタン

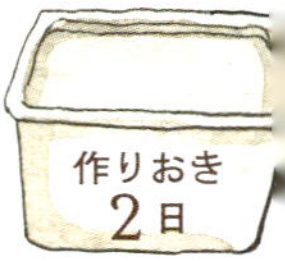

おからは、大豆の食物繊維をすべて含み、タンパク質やカリウムも豊富。満腹感も得られやすいので、ダイエットに活用できる食材です。

材料（2人分）

おから（生）── 150g
ベーコン（スライス／短冊切り）
　── 2枚分（50g）
たまねぎ（粗みじん切り）── 1個分
ほうれん草（ゆでて水けを切ったもの）
　── ¼束分
しめじ ── 50g
豆乳（無調整）── 100mℓ
とき卵 ── 1個分
チーズ（ピザ用）── 大さじ3
コンソメ（顆粒）── 大さじ1
オリーブオイル ── 大さじ1
塩、こしょう ── 各適量

作り方

1 フライパンにオリーブオイルを入れて中火にかけ、たまねぎ、ベーコン、しめじを入れて火が通るまで炒める。
2 コンソメを加え、中火で全体がなじむまで加熱する。
3 火をとめ、ほうれん草、おから、豆乳、卵を入れて混ぜ、塩、こしょうで味を調える。さらに軽く全体がなじむまで弱火で炒める。
4 耐熱容器に3を入れ、平らにならし、チーズをのせる。
5 1000Wのオーブントースターでチーズに焼き色がつくまで10〜15分焼く。

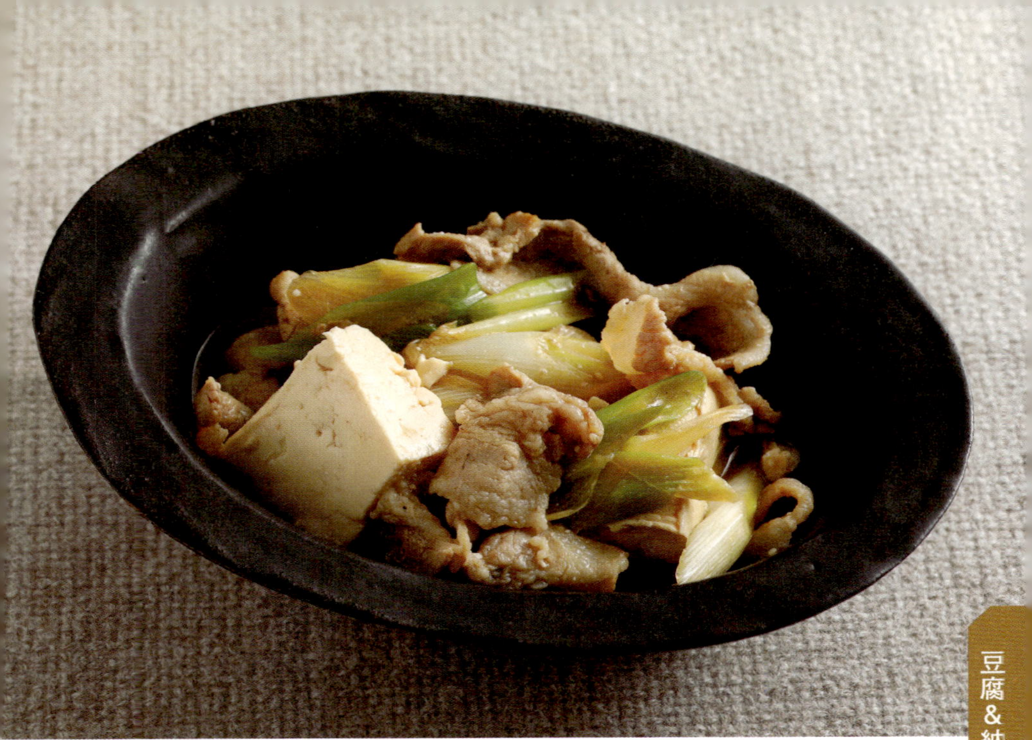

肉豆腐

**カロリーが気にならないよう、定番の甘辛たれを糖質オフに。
木綿豆腐、豚肉、長ねぎにしっかり味がしみて、たまらないおいしさ！**

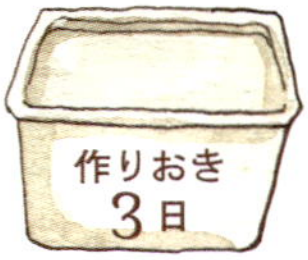

材料（2人分）

木綿豆腐（4等分）── 1丁分（300g）
豚もも肉（食べやすい大きさ）── 200g
長ねぎ（1cm厚の斜め薄切り）── 1本分
ごま油 ── 大さじ2

たれ

水 ── 240mℓ
しょうゆ ── 大さじ2
自然派甘味料 ── 小さじ4
和風だし（顆粒）── 小さじ2

作り方

1 フライパンにごま油を入れて中火にかけ、豚肉を入れて色がかわるまで加熱する。ねぎを加え、豚肉となじむまで炒める。
2 たれの材料を加えて軽く混ぜてひと煮たちさせたら、豆腐を加え、中火で5分ほど煮こむ。

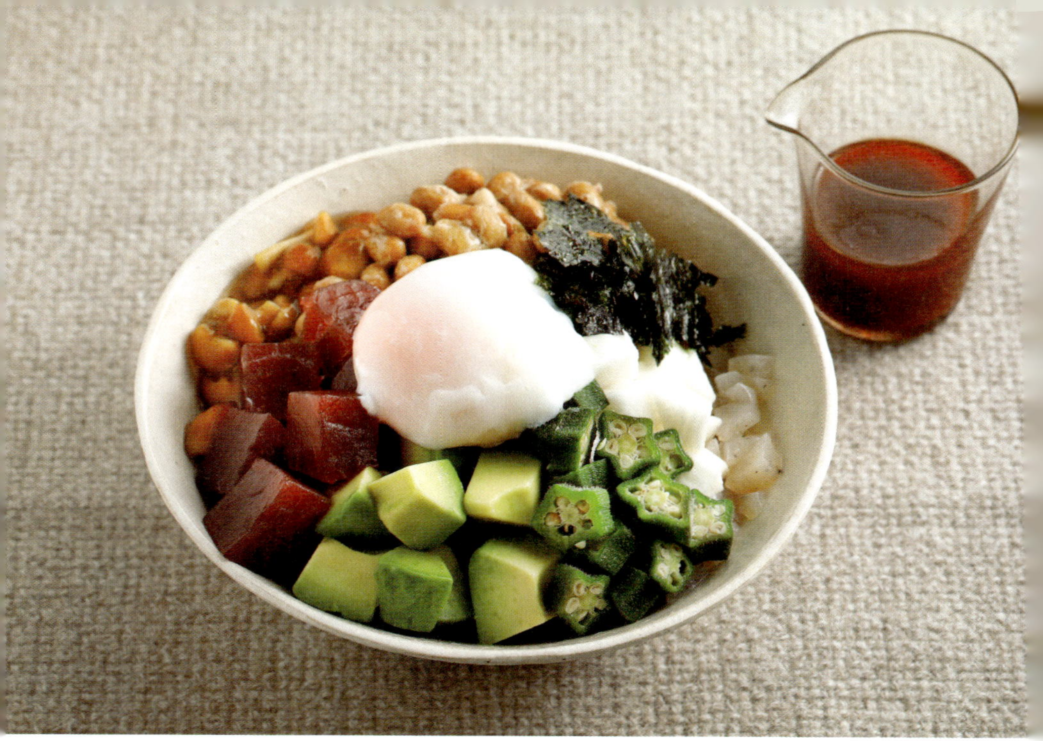

ネバネバ爆弾ボウル

ネバネバ食材、大集合！
温泉玉子をつぶし、全体を混ぜて食べるのがおすすめです。

材料（2人分）

納豆 ── 2パック（80g）
まぐろの刺身（さく／1cm角）── 100g
おくら（1cm厚の輪切り）── 4本分
アボカド（1cm角）── 1個分
長いも（1cm角）── 8cm分
板こんにゃく（アク抜きしたもの、粗みじん切り）── 1枚分（400g）
なめこ（下ゆでして水けを切ったもの）── 30g
温泉玉子（P39）── 2個

たれ
- ごま油 ── 大さじ2
- しょうゆ ── 大さじ2
- にんにく（すりおろし）── 2片分
- レモン汁 ── 小さじ4
- コチュジャン ── 小さじ4
- 自然派甘味料 ── 小さじ4

韓国のり ── 適量

作り方

1 ボウルにたれの材料を入れ、よく混ぜる。
2 器に納豆、まぐろ、野菜、こんにゃく、なめこを盛り、中央に温泉玉子をのせ、韓国のりをちぎってふりかけ、1をかける。

湯豆腐

**湯豆腐を2つの味わい方でいただきます。
たっぷり薬味と組みあわせるなら、塩を大さじ½多く加えます。**

材料（2人分）

木綿豆腐（4等分）── 1丁分（300g）
豚肉もも薄切り肉── 100g
白菜（ざく切り）── ¼個分
まいたけ── 50g
しめじ── 50g
水── 1ℓ
昆布── 12㎝
塩──大さじ½

memo　たっぷり薬味と組みあわせる場合、塩は大さじ1用意します。

ピリ辛にらだれ

にら（みじん切り）── 1束分
ぽん酢── 50㎖
しょうが（みじん切り）── 1片分
いりごま──大さじ1
ごま油──小さじ2
豆板醤──小さじ1

たっぷり薬味

みょうが（粗みじん切り）── 1個分
かいわれ大根（長さ1㎝）── 20g
大葉（粗みじん切り）── 2枚分
万能ねぎ（小口切り）── 3㎝分
しょうが（みじん切り）── ½片分

作り方

1 豆腐はボウルに入れ、豆腐が浸かるぐらいの水（分量外）を加え、30分ほどおいておく。昆布はさっと表面をふいて切れ目を入れ、鍋に水と一緒に入れ、30分おいておく。
2 1の鍋に豚肉、白菜、きのこ、塩を加え、中火で火が通るまで煮たたせる。
3 豆腐を加え、弱火であたたまるまで加熱する。

ピリ辛にらだれの作り方
ボウルにすべての材料を入れてよく混ぜる。

たっぷり薬味の作り方
食べる前にボウルにすべての材料を入れ、軽く混ぜあわせる。

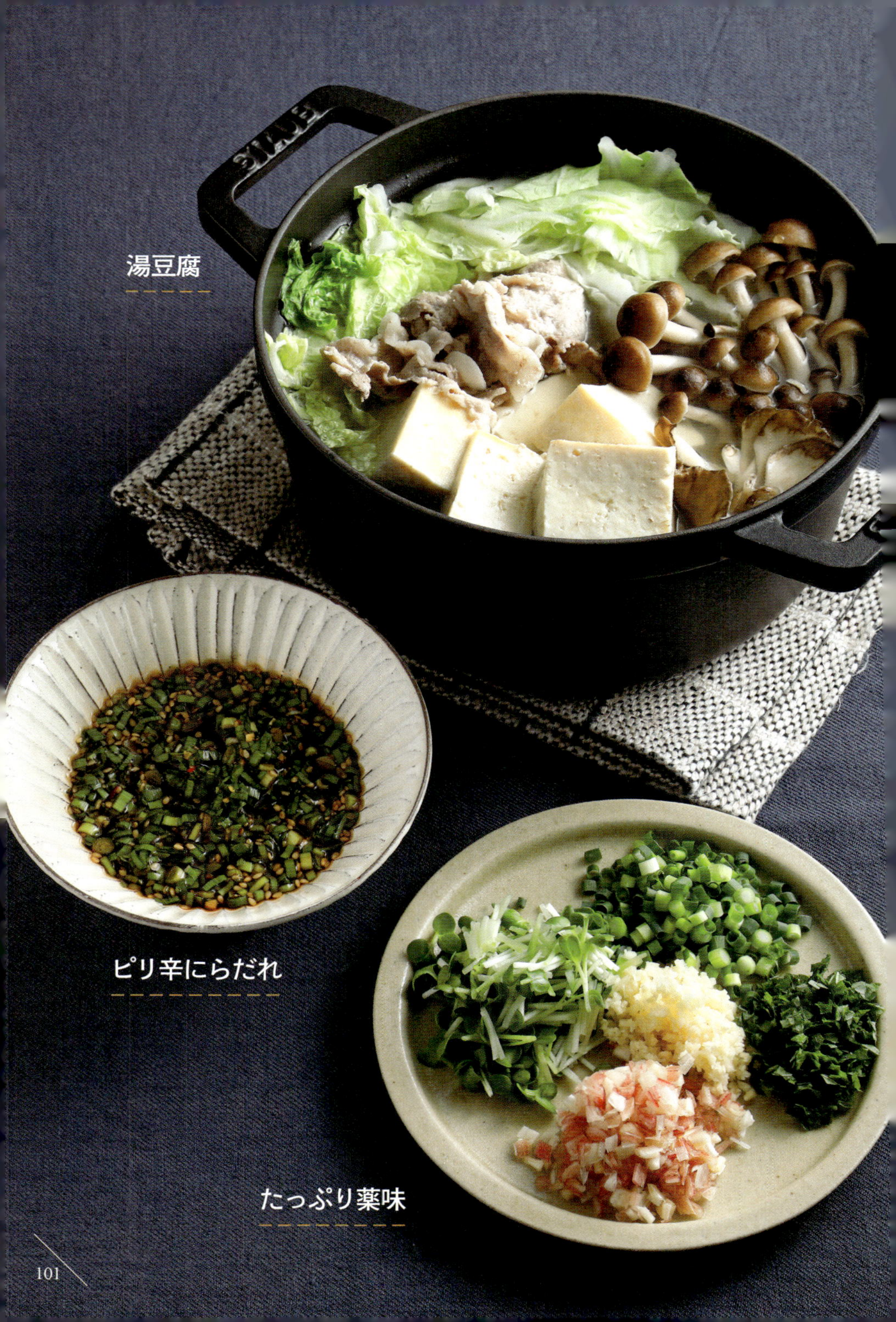

湯豆腐

ピリ辛にらだれ

たっぷり薬味

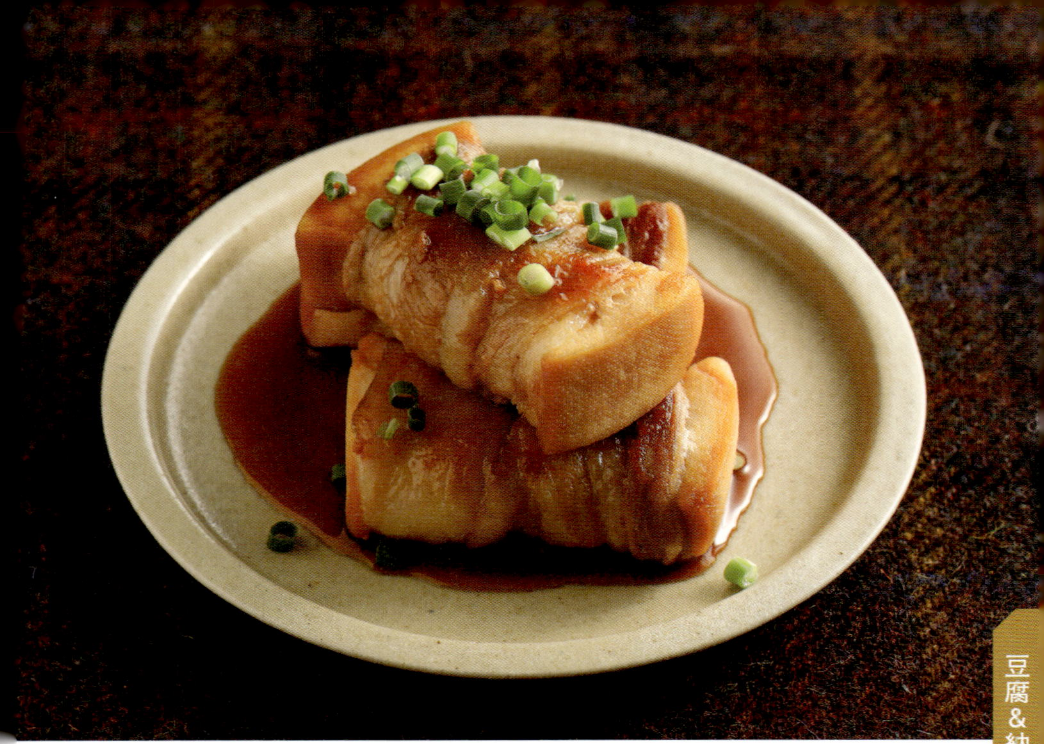

肉巻き高野豆腐

豚肉やたれの旨みを味わいたいので、しっかり煮詰めます。後味をさわやかに締めくくる万能ねぎを添えて完成です。

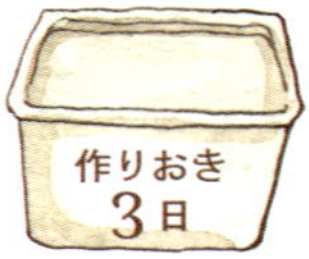

材料（2人分）

高野豆腐（水で戻して水けを切ったもの／2等分）
── 3枚分
豚ばら薄切り肉 ── 6枚
ごま油 ── 大さじ½
万能ねぎ（小口切り）── 5㎝分
A
水 ── 200㎖
しょうゆ ── 大さじ2
自然派甘味料 ── 大さじ1
酒 ── 大さじ1
オイスターソース ── 小さじ2

作り方

1 高野豆腐に豚肉を巻きつける。
2 フライパンにごま油を入れて中火にかけ、1の巻きおわりを下にしてのせ、焼き色がつくまで焼く。
3 Aを加え、強めの中火で汁が少なくなるまで5〜6分煮詰める。
4 器に盛り、万能ねぎをかける。

外食でリフレッシュ

週1回ぐらいなら、リフレッシュをかねて外食してもOKです。またダイエットをがんばろう！という気持ちになります。

何をどう食べるか、気になるところですが、一緒に食事をする相手もいることなので、楽しい場は楽しく、「食べたいものをよく噛んで食べる」でいいと考えています。

しかし、外食の時間も効果的に使いたい！というのであれば、いつもと大差ない食事を心がけます。

具体的には、この本で紹介している食材をシンプルに調理したものを選んで食べます。出かけたお店をよく知らないなら、調理の仕方にも気を配り、食材そのものの原型をとどめていそうなものを選びます。わかりやすい例をあげると、肉系ならハンバーグやソーセージではなくステーキや蒸し鶏、魚系なら刺身や焼き魚という具合。オリーブオイルと塩、こしょうでシンプルに焼いたステーキには、太りやすい食材や調理法が入り込むすきがないからです。

食べ方もおすすめの「主食ラスト」で。「コース食べ」が自然にできるのも外食のよいところです。主菜と副菜をメインにし、お米やパン、麺は、おなかの具合と相談して食べるか決めます。

お酒もいつも通りに。楽しい席だとつい進んでしまいますが、好きなものを1杯にとどめます。

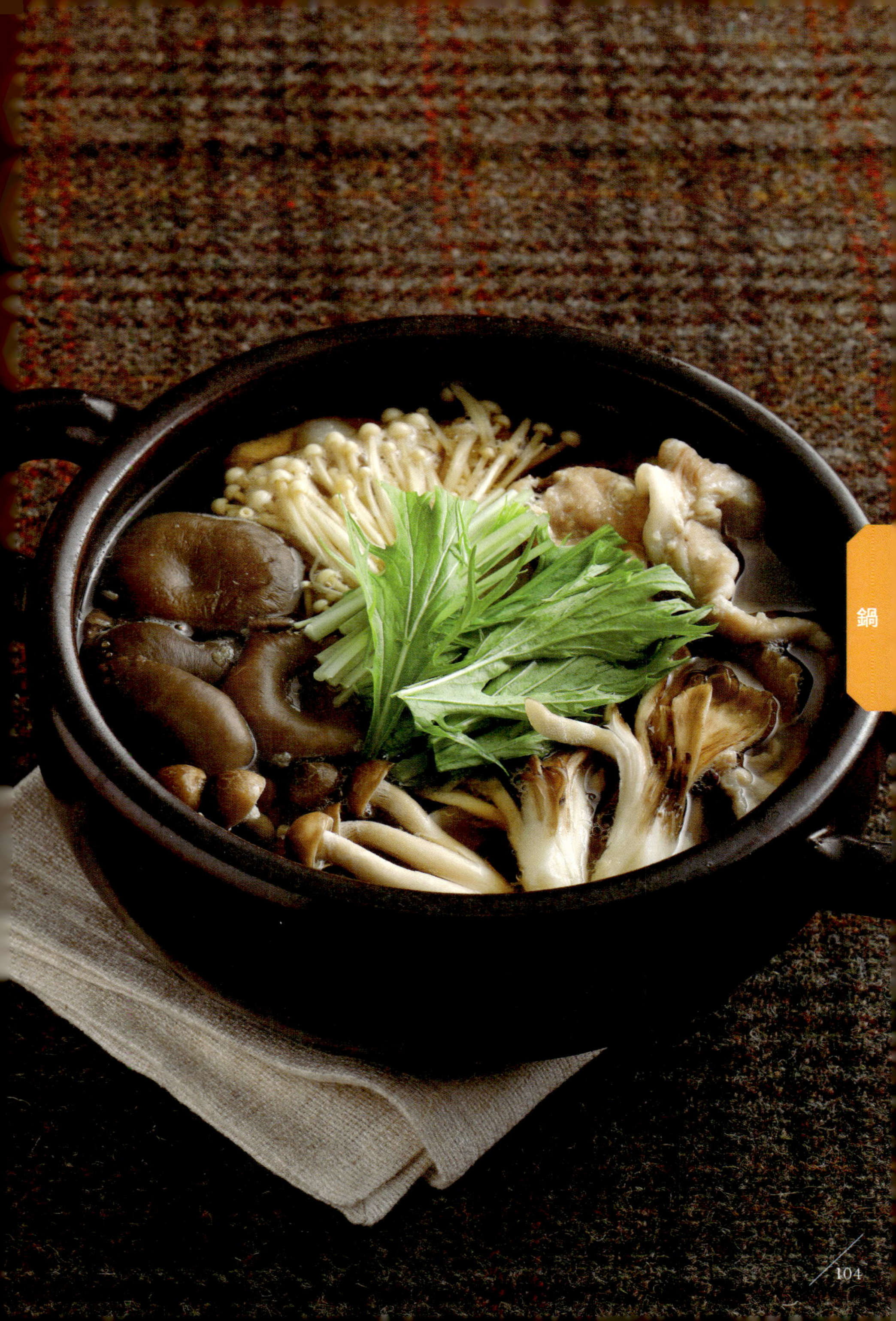

塩麹きのこ鍋

ビタミンB群が豊富な塩麹は万能調味料。
美肌効果や中性脂肪をおさえる効果が期待できます。

材料（2〜3人分）

しめじ —— 50g
ひらたけ —— 70g
えのきたけ —— 50g
まいたけ —— 50g
豚ロース薄切り肉（食べやすい大きさ）—— 10枚分
水菜（5㎝）—— ⅓束分
塩麹 —— 大さじ1

A
- 水 —— 1 ℓ
- だし昆布 —— 2枚

B
- しょうが（すりおろし）—— 1片分
- しょうゆ —— 大さじ2
- 酒 —— 大さじ2

memo　きのこ類はお好みにあわせて用意してOKです（目安はどれも1袋または1パックの半量）。

作り方

1 きのこ類は食べやすい大きさにほぐしたり、切り分ける。豚肉は塩麹をもみ込む。
2 鍋にAを入れて中火にかけ、沸騰したらBを加えて軽く混ぜる。
3 豚肉を加え、中火で色がかわるまで加熱する。
4 きのこ類を加え、中火でひと煮たちさせ、水菜を加える。

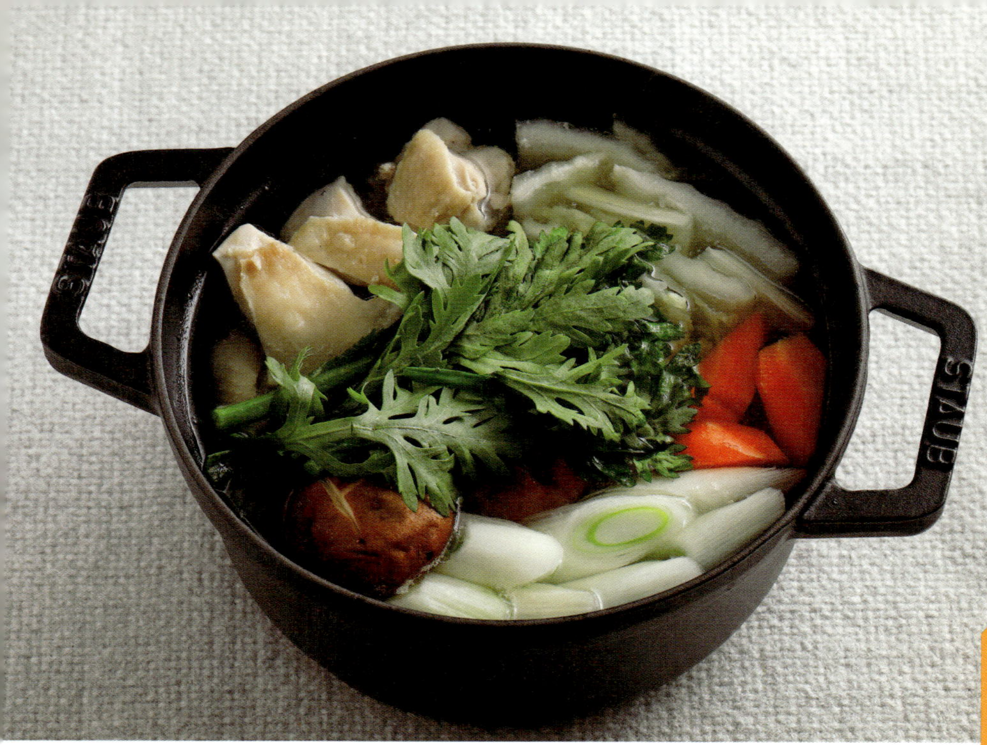

野菜もりもりの水炊き

冷蔵庫の残り野菜でもおいしく作れる水炊きです。
食べる量をコントロールしながら、バランスよく栄養をとれるのも魅力。

材料（2人分）

鶏もも肉（食べやすい大きさ）── 中1枚分（200g）
白菜（ざく切り）── ½個分
にんじん（乱切り）── 1本分
長ねぎ（斜め細切り）── 1本分
しいたけ（十字に切り込みを入れたもの）── 4個
塩 ── 小さじ½
A｜水 ── 800mℓ
　｜だし昆布 ── 1枚
　｜酒 ── 大さじ1
春菊 ── 適量
ぽん酢、薬味（しそ、ごま、大根おろしなど）
　──（あれば）適量

作り方

1 Aは鍋に入れて20分ほどおいておく。鶏肉はバットにのせ、塩をまぶして15分ほどおいておく。
2 1の鍋を中火にかけて沸かし、鶏肉、野菜、しいたけを入れ、春菊をのせ、全体に火が通るまで加熱する。

memo　お好みにあわせてぽん酢と薬味でいただきます。

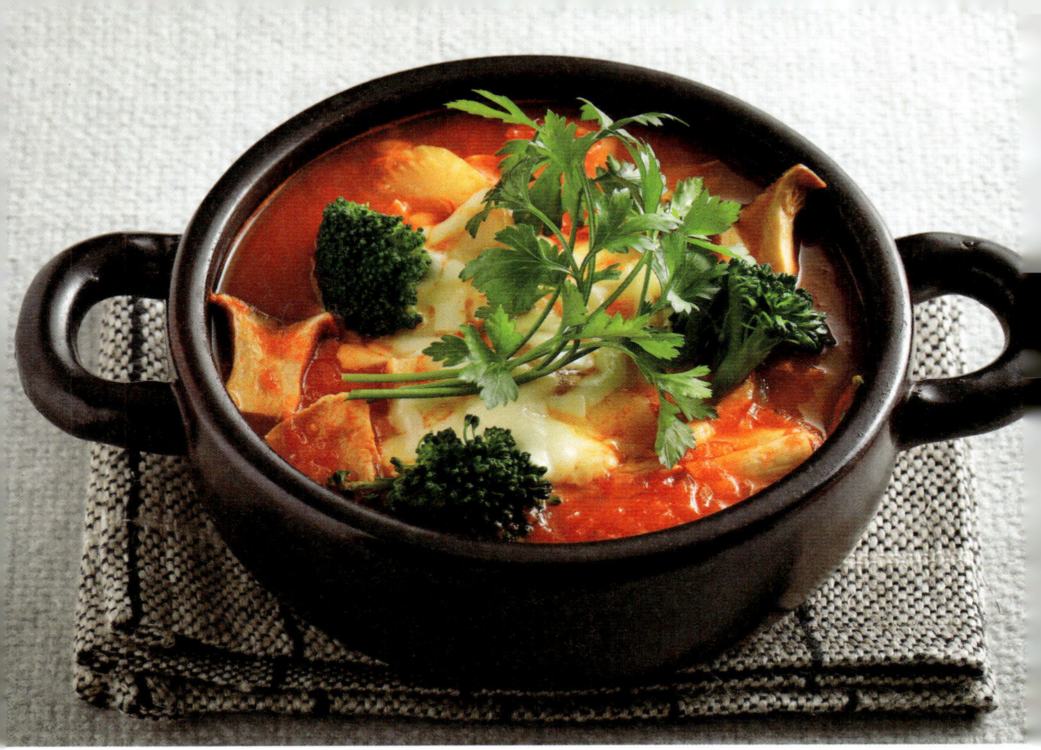

トマト鍋

トマトとオリーブオイルは相性抜群。
ビタミン、ミネラル、リコピンなど、トマトの栄養を効率よくとることができます。

材料（2人分）

鶏胸肉（ぶつ切り）── 中1枚分（200g）
キャベツ（ざく切り）── 2枚分
たまねぎ（みじん切り）── 1個分
セロリ（斜め切り）── ½本分
ブロッコリー（小房／ゆでたもの）── ¼株分
エリンギ（食べやすい大きさ）── 100g
にんにく（みじん切り）── 1片分
ミックスチーズ── 50g
オリーブオイル──大さじ1
A
- トマト（水煮缶、カット）── ¾缶（300g）
- 水── 300mℓ
- 酒── 50mℓ
- コンソメ（顆粒）──小さじ4

イタリアンパセリの葉（生）── 適量

作り方

1 鍋にオリーブオイルとにんにくを入れて弱火にかけ、香りがたつまで加熱し、たまねぎを入れて透明になるまで炒める。
2 鶏肉を加え、中火で色がかわるまで炒める。キャベツ、エリンギ、セロリ、Aを加え、中火で全体に火が通るまで加熱する。
3 ミックスチーズ、ブロッコリーを加え、パセリをのせる。

たまねぎしゃぶ鍋

たまねぎの硫化アリルは、豚肉に含まれるビタミンB1と結合しやすく、効率のよい吸収を促します。
たっぷり薬味（P100）や、いろいろなたれと一緒に食べてもおいしい！

材料（2人分）

たまねぎ（スライス）── 2個分
豚しゃぶしゃぶ用肉（赤身）── 300g

A
- 水── 500mℓ
- 鶏ガラスープの素（顆粒）──小さじ2
- しょうが（すりおろし）──小さじ2
- 塩──小さじ½
- こしょう──少々

やみつき長ねぎ

長ねぎ（縦に2等分して斜め薄切り／水にさらして水けを切ったもの）── 1本分

B
- ごま油──大さじ2
- 塩──小さじ½
- にんにく（すりおろし）── 少々
- 黒こしょう──適量

作り方

1 鍋にAを入れて中火で沸かし、たまねぎを入れて透明になるまで加熱する。
2 食べるときに、豚肉をしゃぶしゃぶさせ、やみつき長ねぎとからめる。

やみつき長ねぎの作り方
ボウルにBを入れて混ぜ、ねぎを加えてあえる。

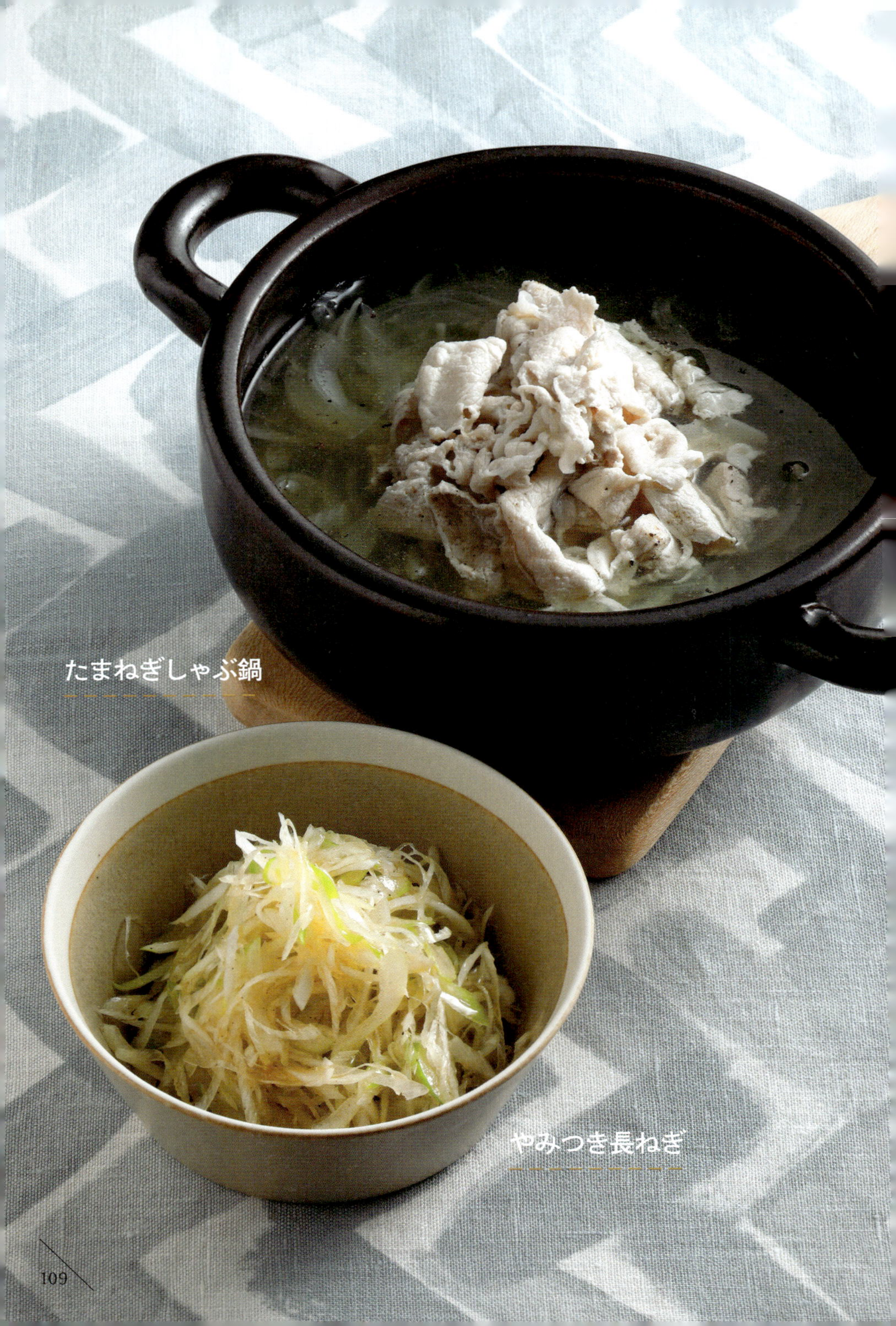
たまねぎしゃぶ鍋

やみつき長ねぎ

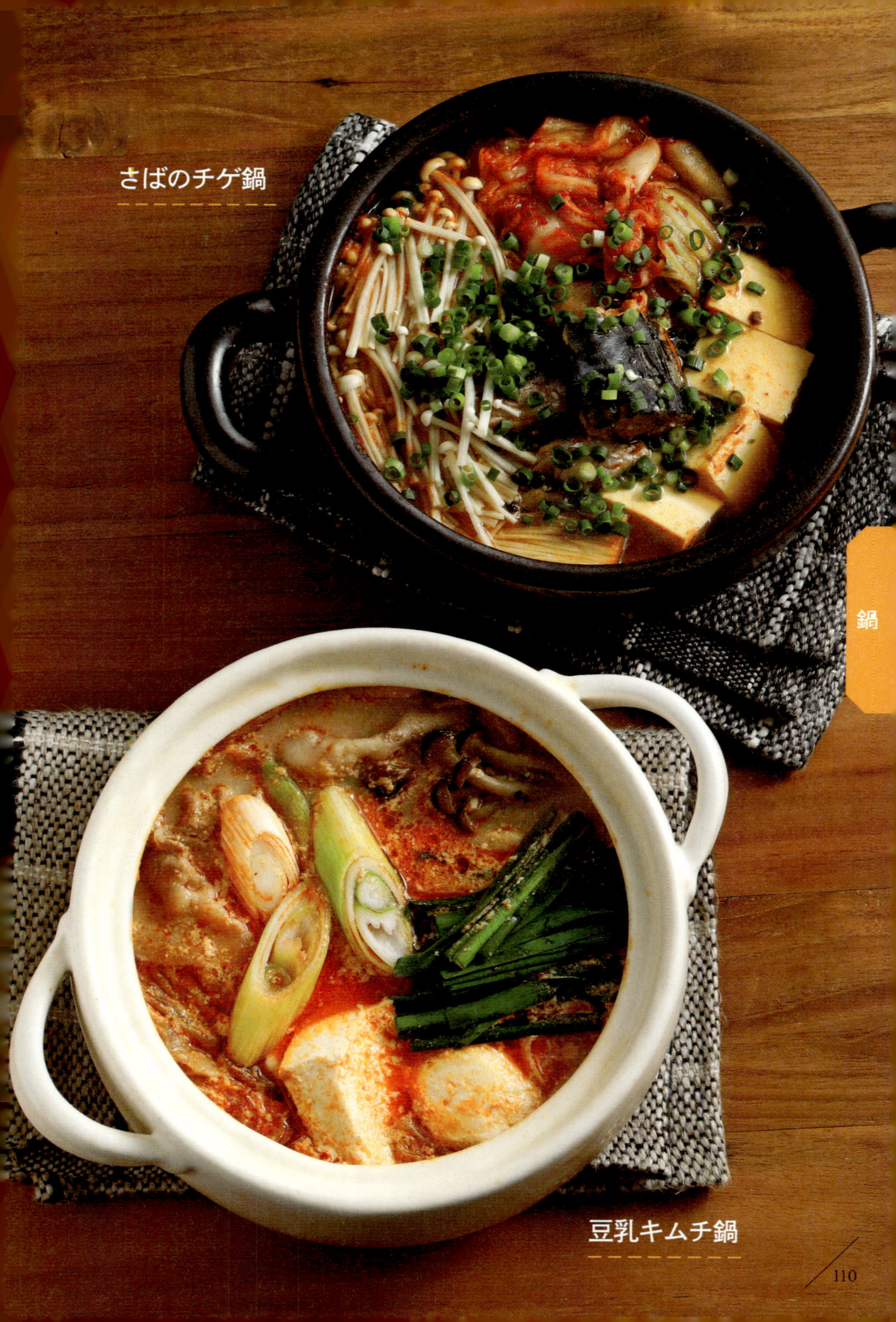

さばのチゲ鍋

豆乳キムチ鍋

さばのチゲ鍋

さば缶とキムチを組みあわせれば、機能性もぐんとアップ。
ほんのりピリ辛な韓国風の鍋なので、野菜もたくさん食べられます。

材料（2〜3人分）

さば（水煮缶）── 1缶（190g）
絹ごし豆腐（4等分）── 1丁分（300g）
白菜キムチ ── 150g
白菜（細切り）── 200g
万能ねぎ（小口切り）── ⅓本分
えのきたけ（食べやすい大きさ）── 100g
しょうが（すりおろし）── 1片分

A
水 ── 500mℓ
みそ ── 大さじ1½
コチュジャン ── 大さじ1
酒 ── 大さじ1

卵、一味唐辛子 ──（あれば）適量

memo　きのこ、野菜はお好みのものを用意してもOKです。

作り方

鍋にさば（汁ごと）を入れ、豆腐、キムチ、白菜、えのきたけ、しょうが、Aを加え、中火で白菜がやわらかくなるまで加熱する。ねぎをのせる。

memo　お好みにあわせて卵を割り入れ、一味唐辛子をふります。

豆乳キムチ鍋

豆乳を入れてコクとまろやかさをプラス。
キムチの辛みで体の芯からあたたまります。

材料（2人分）

白菜キムチ ── 100g
豚ばら肉（4cm幅）── 200g
絹ごし豆腐 ── 1丁分（300g）
しめじ ── 100g
長ねぎ（斜め細切り）── 1本分
にら（3cm幅）── 1束分

豆乳（無調整）── 400mℓ
水 ── 400mℓ
ごま油 ── 大さじ1
しょうゆ ── 小さじ2
鶏ガラスープの素（顆粒）── 小さじ2

作り方

1 鍋にごま油を入れて中火にかけ、豚肉を入れて焼き色がつくまで炒める。
2 キムチを加え、弱火で香りがたつまで加熱する。
3 水を加え、中火でひと煮たちさせる。しめじ、ねぎ、にらを加え、豆腐をすくって入れ、火が通るまでさらに加熱する。
4 豆乳、鶏ガラスープの素、しょうゆを加え、中火でさらに数分加熱する。

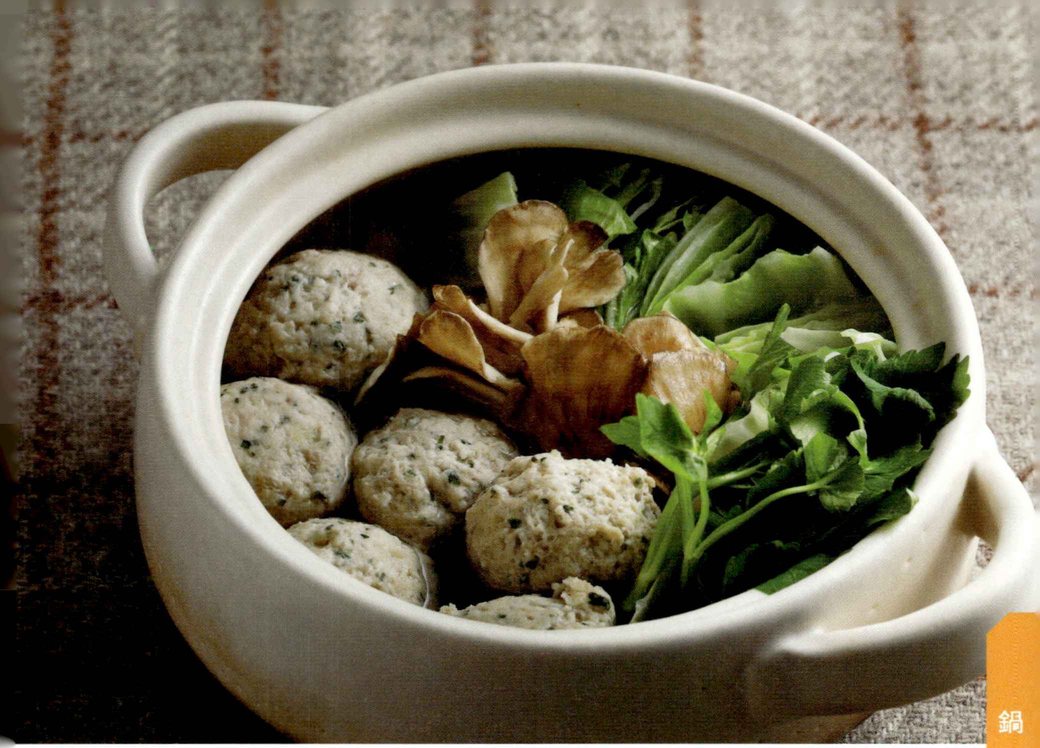

鶏だんごの塩鍋

大葉が香る鶏だんごはよく練って。おいしさに違いが出ます。スープにも鶏の滋味がしみ出して、鶏だんごに負けない味わいです。

材料（2人分）

鶏だんご

- 鶏肉（胸ひき肉）── 200g
- 大葉（みじん切り）── 10枚分
- 片栗粉 ── 大さじ1
- 酒 ── 大さじ1
- ごま油 ── 小さじ1
- しょうゆ ── 小さじ1
- 塩 ── 小さじ½
- こしょう ── 少々

キャベツ（ざく切り）── ¼個分

せり（ざく切り）── ½束分

まいたけ（ほぐしたもの）── 100g

スープ

- 水 ── 400mℓ
- しょうゆ ── 大さじ1
- ごま油 ── 小さじ1
- しょうが（すりおろし）── 小さじ½
- にんにく（すりおろし）── 小さじ½

一味唐辛子 ──（あれば）適量

作り方

1 鶏だんごを作る：ボウルにすべての材料を入れてよく練り、丸く成形する。

2 スープを作る：鍋にすべての材料を入れ、中火にかけて沸かす。

3 2に1、キャベツ、せり、まいたけを入れ、中火で火が通るまで加熱する。

memo　お好みにあわせて一味唐辛子をふります。

column 8

コンビニごはんも「コース食べ」を意識する

ダイエット中は、いつもより手作りを心がけ、自分で作ったものを食べたいものですが、忙しい時や外出先では、コンビニを利用して食事をとる場合もあるでしょう。

そんな時は、お弁当1つですませず、数種類を組みあわせて、ダイエット用にメニューをカスタマイズします。最近のコンビニは、健康志向を打ち出したメニューも多く、お弁当以外に目を向ければ、ダイエットに適した食事をとることができます。

必要な栄養を食べ忘れないよう、「主食ラスト」で「コース食べ」を意識しながら、副菜→メイン→主食の順に店内をめぐりましょう。具体的には、サラダ→汁もの→肉または魚→おにぎりの順。汁ものはわかめなど海藻入りのもの、主食はパンでなく、低カロリーな上、消化が緩やかで腹持ちのいいおにぎりがおすすめです。

夜に利用するのであれば、具だくさんスープやおかず、おでん、鍋ものから選び、なるべく主食はさけると、いつものダイエットメニューに近いものが食べられます。

ただ、コンビニには、甘いものなど誘惑がいっぱい！　さらには、味が濃いめだったり、添加物が多く含まれていたりするので、どうしても時間がない時や、必要に応じて「最小限に利用する」と決めておいた方がよさそうです。

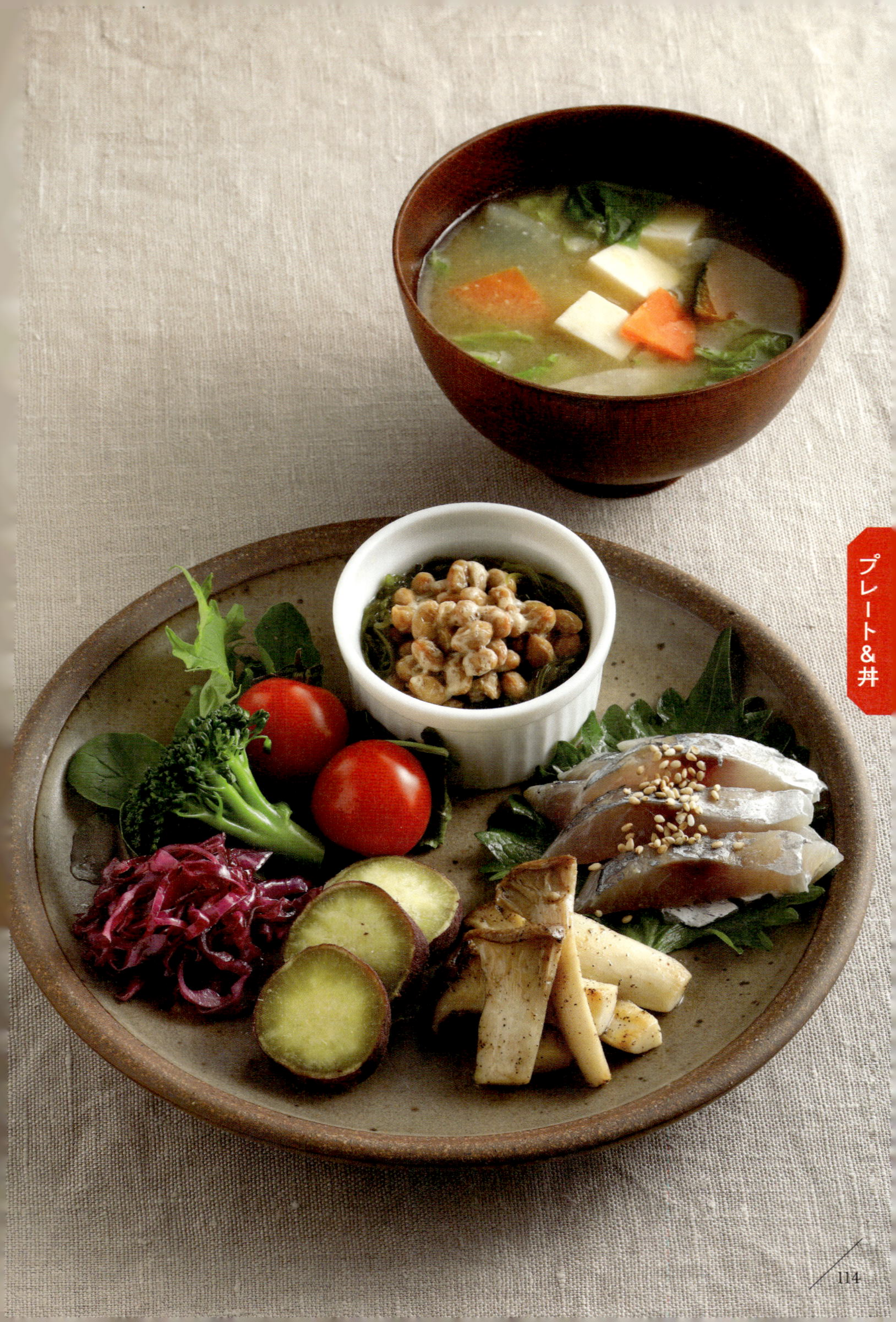

まごわやさしいプレート

**体や食習慣をリセットする時によく作るメニューです。
P15を参考に、バリエーションを増やしていきましょう。**

材料（2〜3人分）

納豆とめかぶ

- 納豆（付属のたれは不要）── 2パック（80g）
- めかぶ ── 100g
- しょうゆ ── 適量

具だくさんみそ汁

- 絹ごし豆腐（さいの目切り）── ¼丁分（75g）
- 大根（いちょう切り）── 5cm分
- にんじん（いちょう切り）── ¼本分
- かぼちゃ（厚めのいちょう切り）── 60g
- 白菜（ざく切り）── 1枚分
- ごぼう（斜め薄切り）── 30g
- 水 ── 800mℓ
- みそ ── 大さじ2
- 和風だし（顆粒）── 小さじ2

エリンギのソテー

- エリンギ（縦に薄切り）── 2本分
- 塩 ── ひとつまみ
- オリーブオイル、黒こしょう ── 各適量

さつまいも（1cm厚の輪切り）── ½本分

サラダ

- ベビーリーフ ── 50g
- ミニトマト ── 4個
- ブロッコリー ── 10g
- 紫キャベツラペ（P94）── 40g

あじの刺身

- 刺身 ── 120g
- しょうゆ、いりごま、大葉 ── 各適量

memo 具だくさんみそ汁は作りやすい分量（4人分）です。水と和風だしのかわりに、だし汁800mℓを用意してもOKです。よりおいしくできあがります。

作り方

1. 納豆とめかぶ：ボウルに材料を入れて混ぜ、小鉢に盛る。
2. 具だくさんみそ汁を作る：鍋に大根、にんじん、ごぼう、水を入れて中火にかけ、沸騰したら残りの野菜を入れ、やわらかくなるまで加熱し、豆腐を加える。だしとみそをとき、火をとめる。
3. エリンギのソテーを作る：フライパンにオリーブオイルを入れて中火にかけ、エリンギを入れて焼き色がつくまで焼く。塩と黒こしょうで味を調える。
4. さつまいも：厚手のキッチンペーパーを水でぬらして軽くしぼり、耐熱容器に入れたさつまいもにかけ、さらにふんわりラップをかけて、600Wの電子レンジで2〜3分加熱する。
5. サラダ：大きな器に野菜を盛る。
6. あじの刺身：5の器に大葉をのせてあじを盛り、しょうゆを少したらし、ごまをかける。
7. 6の器に3、4を盛る。椀に2をよそう。1の小鉢を添える。

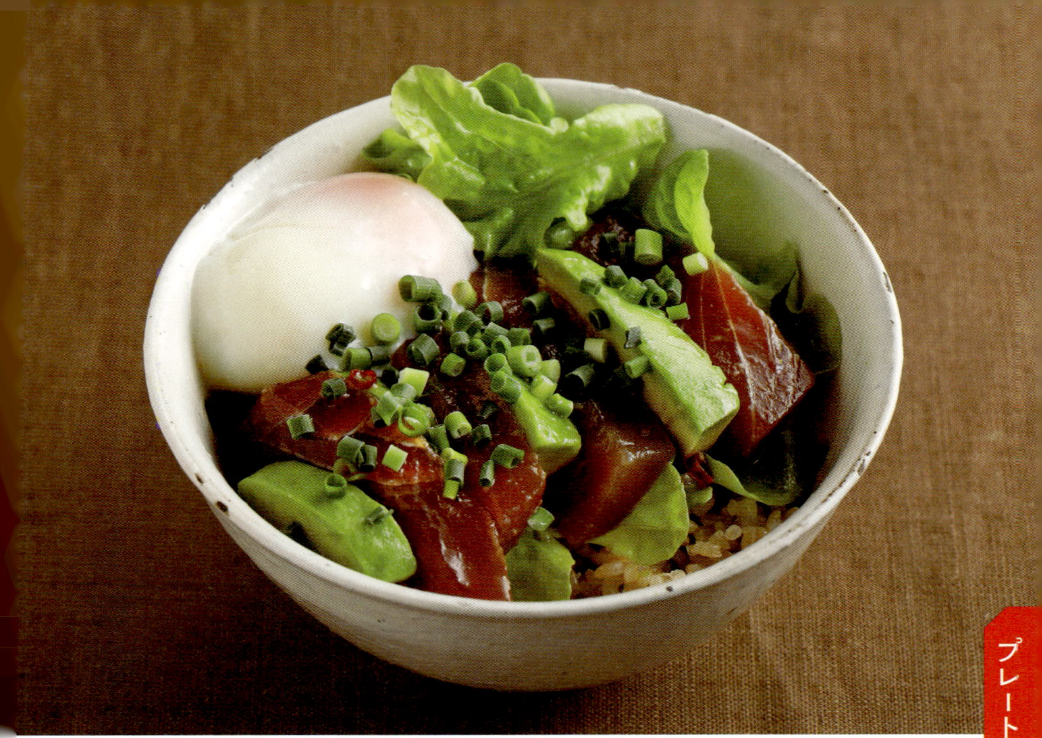

まぐろとアボカドのポキもち麦玄米丼

ポキ丼は、相性のよいまぐろとアボカドを組みあわせたハワイの丼。
まぐろのかわりに、サーモンやたこでもおいしい。

材料（2人分）

まぐろの刺身（1cm厚のスライス）―― 300g
もち麦玄米（炊いたもの）―― 200g
アボカド（1cm厚のスライス）―― 2個分
温泉玉子（P39）―― 2個
A 鷹の爪（5mm厚の輪切り）―― ½本分
　しょうゆ――大さじ2
　ごま油――大さじ2
　自然派甘味料――小さじ2
　レモン汁――小さじ2
　にんにく（すりおろし）―― 少々
フリルレタス（食べやすい大きさ）、
　万能ねぎ（小口切り）――各適量

作り方

1 ボウルにAを入れてよく混ぜ、まぐろ、アボカドを加えてあえる。
2 器にもち麦玄米をよそい、レタスを敷き、1を盛り、温泉玉子をのせ、ねぎを添える。

column 9

ダイエットに効果的な食材は積極的に試してみる

代謝を促進したり、糖質やカロリーを抑えたり、ダイエットによさそうな食材は、古くから知られる塩麹や高野豆腐をはじめ、新しく出会うものまで積極的にとり入れるようにしています。ここではいくつか目新しい食材を紹介しましょう。

まずは、この本できなこもち（P122）に使った「サイリウム」。オオバコという方が耳慣れているかもしれません。オオバコ科に属する植物で、水溶性と不溶性の食物繊維をバランスよく含む種の殻を使います。腸の動きを活発にしたり、血糖値をさげるほか、保水性や膨張性にすぐれて腹持ちがよいことから、ダイエットに広く利用されてきました。欧米やインドではお通じをよくする食材として親しまれているようです。

コーヒーゼリー（P120）に使った「アガー」も、割と最近、よく知られるようになった食材でしょう。カラギーナンという海藻から作られたゼリーのもとで、寒天に近いものの、ゼラチンと寒天のいいとこどりをしたような、プルプルとなめらかな食感と透明感が魅力です。ゼリーやプリンなどお菓子をはじめ、ジュレやつや出しなど料理にも活用できます。

甘みには、ラカンカ由来の自然派甘味料を使っています。ラカンカは中国原産の植物で、漢方にも使われていますが、砂糖に似た甘さを感じるのにゼロカロリーであることから、砂糖の代替え食材として有名です。血糖値を上昇させず、体内で吸収されることなく排出されていきます。

バナナとおからのメープルタルト

おからと米粉をベースにしたタルト。
おなかのすき具合と相談して食べましょう。

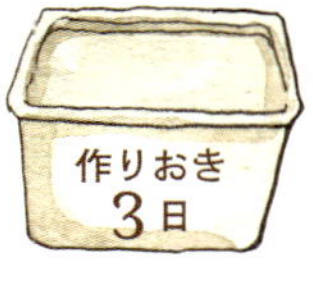

材料（直径18cmのタルト型1台分）

タルト生地

- おからパウダー —— 45g
- アーモンドパウダー —— 30g
- 自然派甘味料 —— 30g
- ココアパウダー —— 大さじ1½
- バター —— 45g
- とき卵 —— 1個分
- 豆乳（無調整） —— 20mℓ
- 塩 —— ひとつまみ

クリーム

- A
  - アーモンドパウダー —— 40g
  - 米粉 —— 30g
  - 自然派甘味料 —— 大さじ1½
  - ベーキングパウダー —— 小さじ1
  - 塩 —— ひとつまみ
- B
  - 水 —— 大さじ2
  - メープルシロップ —— 大さじ1½
  - 太白ごま油 —— 大さじ1½

バナナ（スライス） —— 1½本分
ミックスナッツ —— 適量

作り方

1 タルト生地を作る：a ボウルにやわらかくしたバター40gと自然派甘味料を入れて混ぜ、卵と豆乳を少しずつ加えて混ぜる。
b おからパウダー、アーモンドパウダー、ココアパウダー、塩を加え、ひとまとまりにする。
c タルト型の内側に残りのバターをまんべんなく塗り、bを敷き込む。
d 天板にcをのせ、170℃のオーブンで35分焼く。
memo 170℃で予熱しておきます。

2 クリームを作る：ボウルにAをふるい入れて混ぜる。Bを加え、混ぜる。

3 オーブンから1をとり出して粗熱をとり、2とバナナ、ナッツを並べ、さらに170℃のオーブンで35分焼く。

4 オーブンからとり出して粗熱をとり、型から出す。切り分けて器に盛る。

おからのココアケーキ

おからとは思えないほどしっとりしています。
冷蔵庫で冷やしてから食べるのがおすすめです。

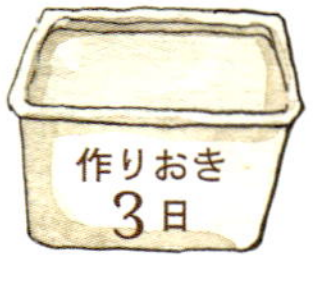

材料（直径18cmの型1台分）

- A
  - おから（生） —— 150g
  - とき卵 —— 3個分
  - 自然派甘味料 —— 大さじ3
  - ココアパウダー —— 大さじ2
  - オリーブオイル —— 大さじ2

ベーキングパウダー —— 5g

作り方

1 ボウルにAを入れてよく混ぜる。ベーキングパウダーを加え、さらに混ぜる。

2 型にクッキングシートを敷き、1を入れる。

3 天板に2をのせ、170℃のオーブンで45分焼く。
memo 170℃で予熱しておきます。

4 オーブンからとり出して粗熱をとり、型から出す。切り分けて器に盛る。

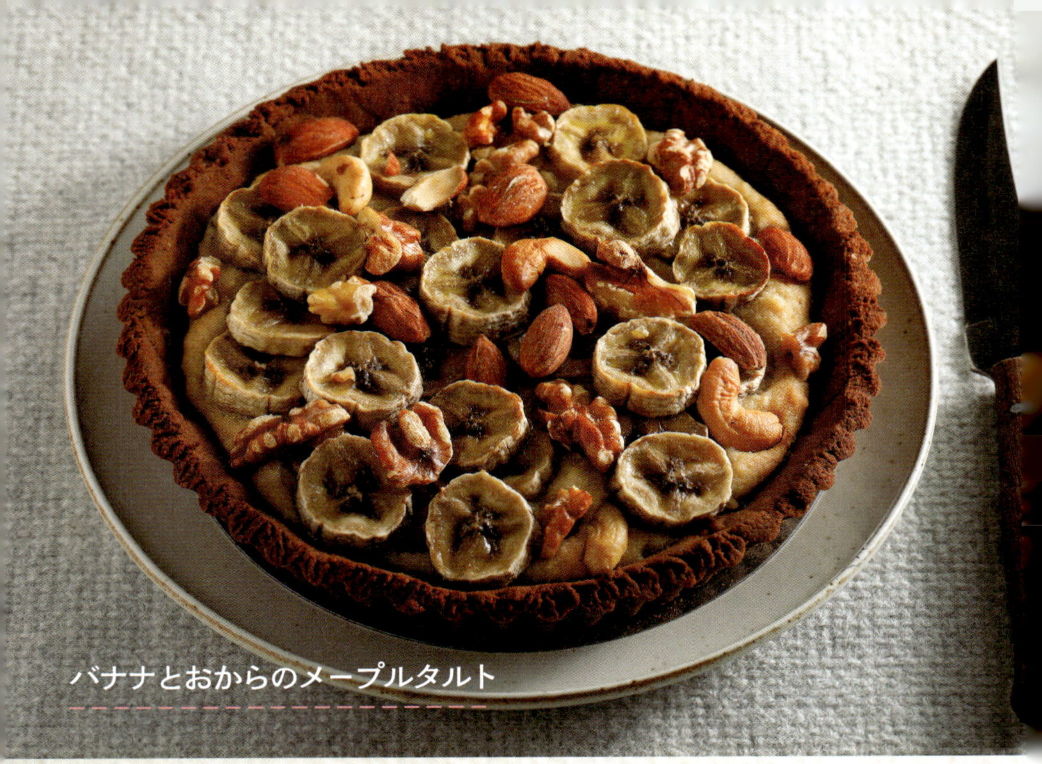

バナナとおからのメープルタルト

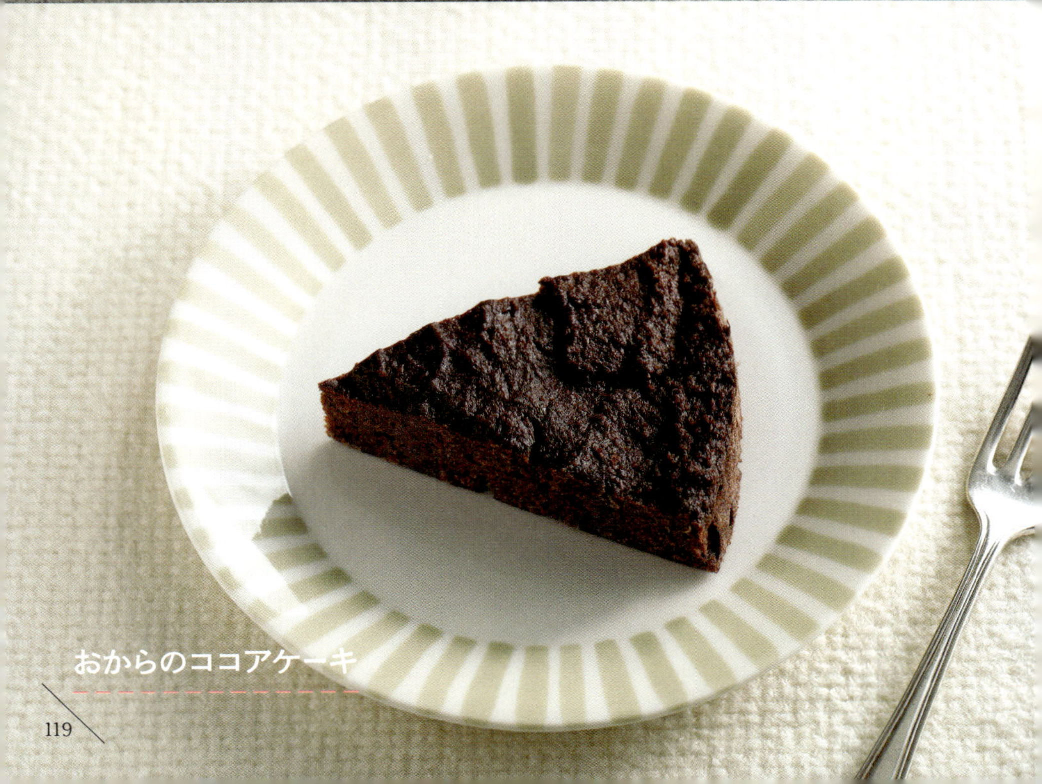

おからのココアケーキ

コーヒーゼリー

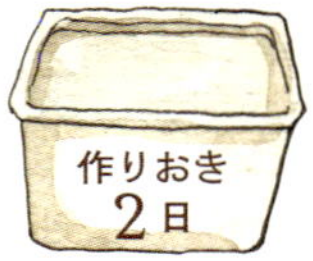

コーヒーの香りに誘われ、リッチな気分になるゼリー。
海藻から作られたゼリーの素、アガーを使っているので、
カロリーも気になりません。

材料（約16×16cmの保存容器1個分）

コーヒー（インスタント、無糖）―― 大さじ4
水 ―― 550mℓ
A ｜ 自然派甘味料 ―― 60g
　｜ アガー ―― 10g
ミントの葉 ――（あれば）適量

memo　アガーのかわりにゼラチンを使う場合、10g用意します。また、次の手順のあと、作り方4〜5に進みます：❶鍋に水、自然派甘味料、コーヒーを入れ、沸かして煮とかし、火をとめる。❷ゼラチン（分量外の水でふやかしたもの）を加えて余熱でとかす。

作り方

1 鍋にAをふるい入れ、よく混ぜる。
2 弱火にかけ、ダマにならないよう、かき混ぜながら少しずつ水を加える。沸いたら、さらに1分かき混ぜ、火をとめる。
3 コーヒーを加えてよく混ぜる。
4 容器に3を流し入れ、粗熱がとれたら、ふたをして冷蔵庫で30〜40分冷やしかためる。
5 2cm角に切って器に盛り、お好みにあわせてミントを飾る。

アレンジ1

コーヒーゼリーとプリンのグラスデザート

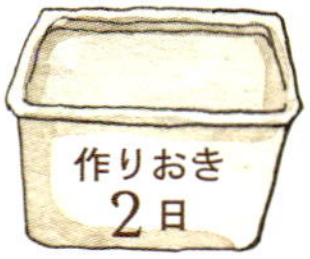

プリンでコーヒーゼリーを包み込んで。
無性に甘いものが食べたくなった時におすすめです。

材料（直径7.5×高さ6cmのグラス4個分）

コーヒーゼリー（2cm角）―― 16個
牛乳 ―― 250mℓ
生クリーム ―― 200mℓ
自然派甘味料 ―― 70g
卵（常温に戻したもの）―― 2個
ゼラチン ―― 5g

作り方

1 ゼラチンを水（分量外）にふり入れ、ふやかす。
2 鍋に牛乳、生クリーム、自然派甘味料、1を入れて沸かし、沸騰直前に火をとめ、粗熱をとる。
3 ボウルに卵を割り入れてよくときほぐし、2を少しずつ加えて混ぜあわせる。
4 グラスにコーヒーゼリーを入れ、3をこし入れて、冷蔵庫で冷やしかためる。

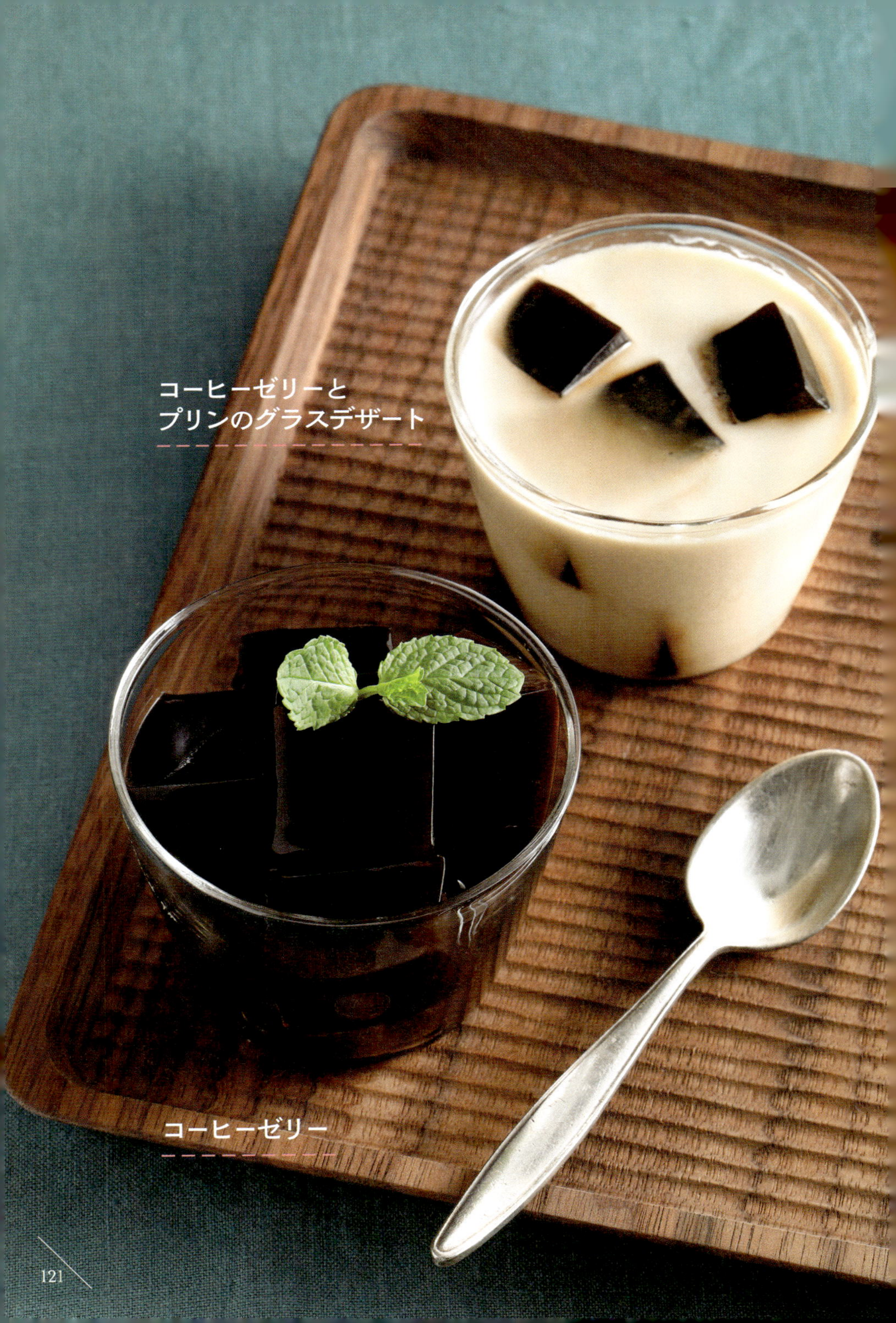

コーヒーゼリーと
プリンのグラスデザート

コーヒーゼリー

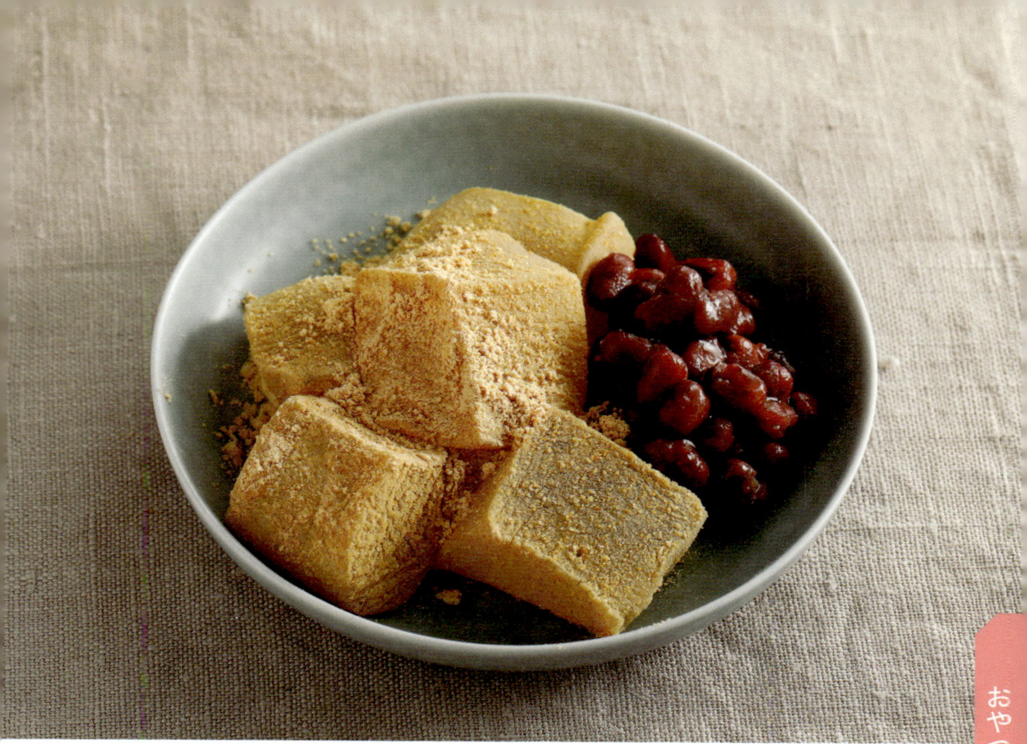

サイリウムきなこもち

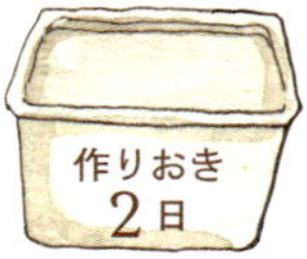

植物繊維が豊富で満腹感の続くサイリウムは、ダイエットにぴったり。わらびもちっぽく作って、甘みはあずきでプラスします。

材料（約13×13cmの保存容器1個分）

A
- サイリウム（オオバコ）── 小さじ2
- 自然派甘味料 ──大さじ1
- 水 ── 300mℓ

ゆであずき（水煮）、きなこ ──各適量

作り方

1 鍋にAを入れて弱火にかけ、粘りけが出て透き通ってくるまで加熱する。

2 容器に1を移し、粗熱をとり、ふたをして冷蔵庫で1時間ほど冷やす。

3 2を切り分け、きなこをまぶす。

4 器に盛り、あずきを添える。

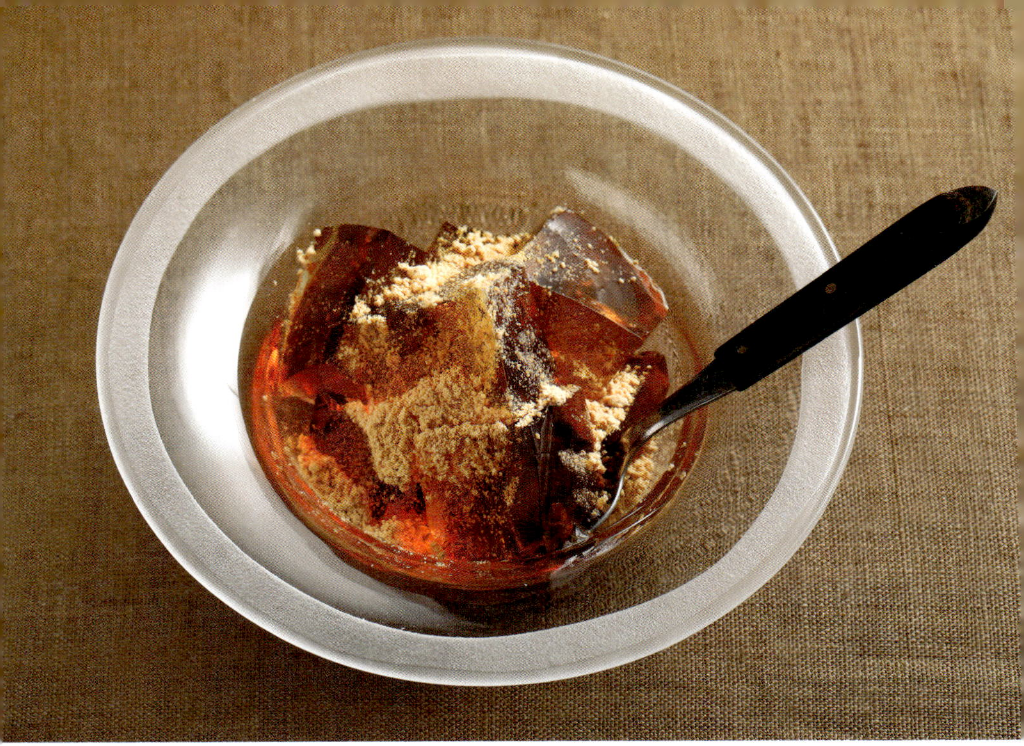

ほうじ茶かん

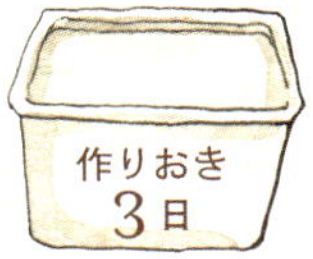

ほうじ茶の味わいがおつなおやつ。きなこをまぶし、風味だけでなく、タンパク質と食物繊維も加えます。

材料（約16×16cmの保存容器1個分）

ほうじ茶（ティーパッグに入れたもの）── 5g
水 ── 500㎖
自然派甘味料 ── 60g
粉寒天 ── 4g
きなこ ── 適量

作り方

1 鍋にほうじ茶と水を入れ、中火で3分加熱する。ほうじ茶をとり出す。
2 粉寒天を加え、弱火で混ぜながら2～3分沸かす。自然派甘味料を加えて混ぜる。
3 容器に2を移し、粗熱をとる。ふたをして冷蔵庫で30分ほど冷やしかためる。
4 食べやすい大きさに切って器に盛り、きなこをかける。

column 10

おやつで栄養補給 & 代謝アップ!

「バランスよく食べてきれいにやせる」ダイエットでは、おやつはお菓子ではなく、「足りない栄養を補い、代謝をあげるもの」。どんなものがいいのか、おすすめのおやつを紹介します。「太りにくい&やせやすい体」を作る1か月の「食べやせ献立表（P26〜33）」にも組み込んでいます。

肉・魚・卵

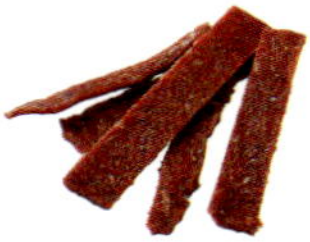

ビーフジャーキー

タンパク質とビタミン、ミネラルが豊富。噛み応え十分なので少量で満腹に。ただし、塩分が多いので食べすぎに注意！

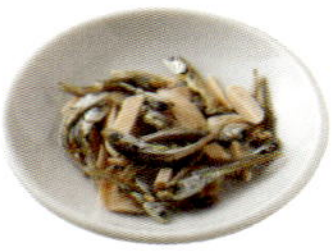

小魚ナッツ

小魚のカルシウムとナッツのビタミンに注目！　カロリーが気になるなら、小魚を多めにして。

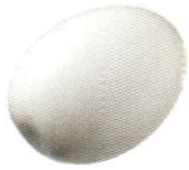

ゆで玉子

タンパク質を手軽にとれて、腹持ちがよく、保存が効くので、冷蔵庫に多めに常備しておいても。

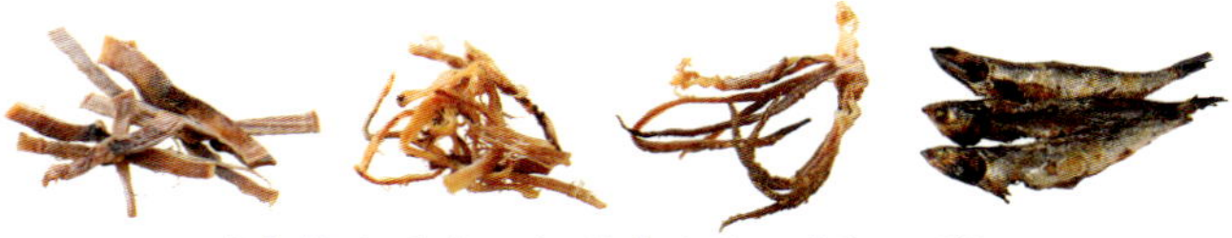

あたりめ、さきいか、焼きするめげそ、めざし

高タンパク質で低カロリー。食べやせのおやつにぴったり。
消化しづらい面もあるので、午前中のおやつに。

野菜・フルーツ

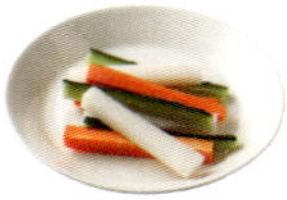

**野菜スティック
またはピクルス**

食物繊維をおやつで補給。市販のピクルスは、砂糖が入っている場合があるので自家製がおすすめ。

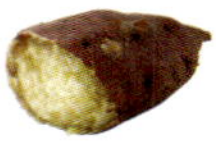

さつまいも

自然な甘みがおいしく、満足度もアップ。食物繊維も豊富なので、便秘解消にも効果的。

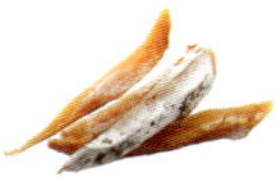

干しいも

さつまいも以上に甘みがあり、よく噛むほどにおいしく、満腹に。天然スイーツ！

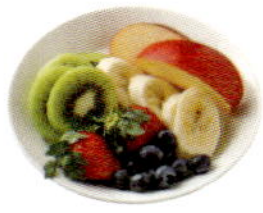

旬のカットフルーツ

フルーツはGI値（血糖値を上昇させる速度）が緩やかで、血糖値があがりにくい。果糖をためないように、午前中のおやつに。

豆・ナッツ・穀物

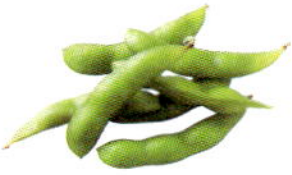

枝豆

糖質代謝の手助けをするビタミンB1が含まれ、糖質も低い。

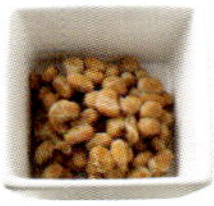

納豆

付属のたれでなく、塩をふったり、ごま油をかけたり、キムチをのせたり、アレンジしながら栄養補給。

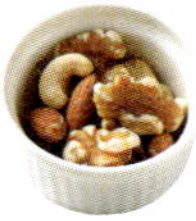

無塩ミックスナッツ

塩つきのものは、おいしくてとまらなくなるだけでなく、塩分過多になってしまうので、無塩のものを。

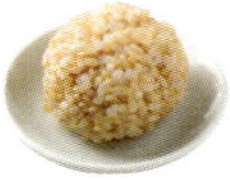

ミニもち麦
玄米おにぎり

おやつも食事の1つなので、おにぎりだっていい！　炊いたあと、小分けして冷凍しておけば、食べたい時にあたためるだけ。1個50g。

海藻

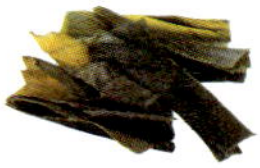

おしゃぶり昆布

カルシウムと食物繊維がたっぷり。噛み応えもあるので、少量で満腹に。消化しやすいようによく噛んで。

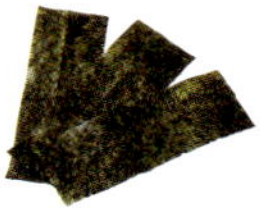

のり

味つきではない、シンプルなものがおすすめ。手軽にビタミンやミネラルを補給可能。

乳製品

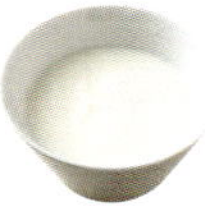

無糖ヨーグルト

タンパク質を補給できて、腸内環境を整えるため、おやつにぴったり。脂質が気になるなら、脂質ゼロを選んで。

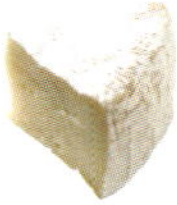

カマンベールチーズ

タンパク質、ビタミン、ミネラル、カルシウムが一緒にとれるのがうれしい！

スイーツ・ドリンク

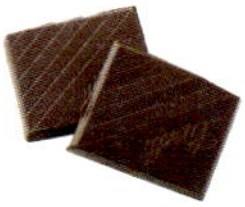

高カカオチョコレート

カカオのポリフェノールが代謝アップをサポート。カカオ70%以上のものを選び、目安は1日50gほど。

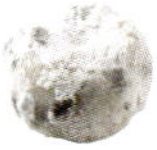

豆大福

甘さひかえめの、つぶあんタイプ。甘いものをガツッと食べたくなったら、洋菓子より和菓子を。

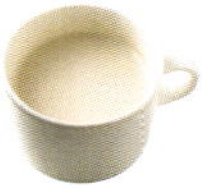

甘酒豆乳

甘酒はビタミンB群、アミノ酸、ミネラルが豊富な米麹のものがベスト。豆乳を1：1で加えて。腸内環境を整え、代謝アップ！

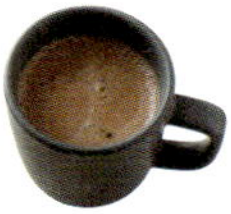

ホットココア

整腸、冷え性改善、美肌などに効果的。豆乳で作ったり、ココア白湯（コップ1杯の白湯に無糖ココアパウダー大さじ1）にするのもおすすめ。

スクワットで
食べやせを強力サポート

代謝をあげながら、おなかやせ！

食べてやせるには、筋肉をつけて代謝をアップさせることも大切です。そこでぜひとり入れてもらいたいのが、時間や場所を選ばず、いつでもどこでもできるスクワット！　スクワットは腹筋も使うので、下半身に加え、おなかまわりも引き締まってきます。

朝晩時間をとってやろうと思っても、なかなかできないものなので、トイレに行く時、ヨガマットのそばを通った時、お皿を洗った時、外出先から戻った時など、ふとした時に10回ずつ行うと決めれば、自然と習慣化できます。

また、スクワットのあとは「自撮りして見える化」することも忘れずに！　成果が目に見えると、モチベーションがさらにアップします。

スクワットのポイントは、回数ではなくフォーム。しっかり筋肉が鍛えられるだけでなく、血行もよくなって、冷え性まで改善できます。次のページを見て正しいフォームで行いましょう。

1

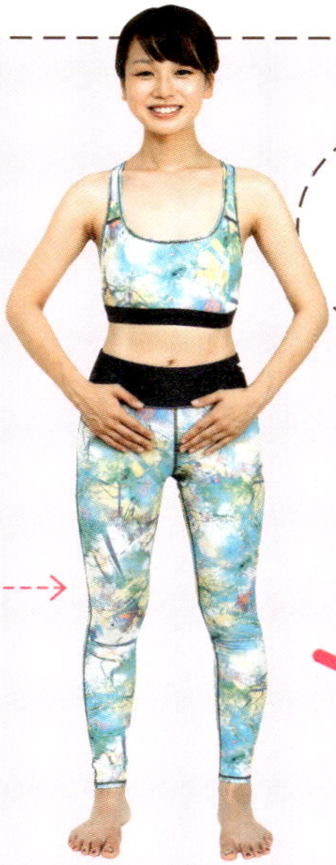

足は肩幅より少し広めに開き、膝とつま先は少し外に同じ方向に向けて立つ。

膝とつま先は同じ向き。

2

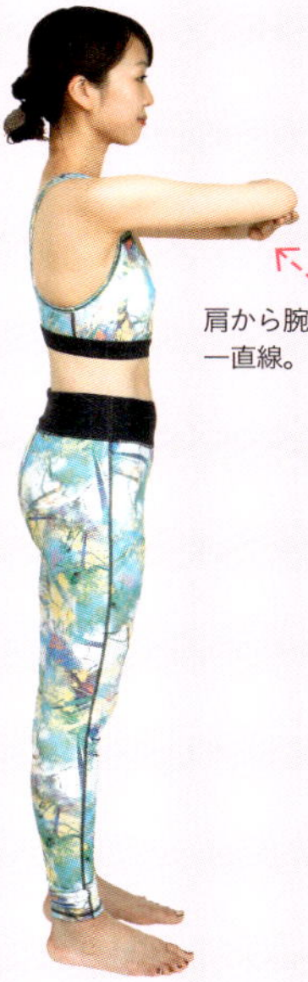

きちんと立てたら、腕を肩の高さに組む。

肩から腕まで一直線。

3

背中が丸くならないようまっすぐに。

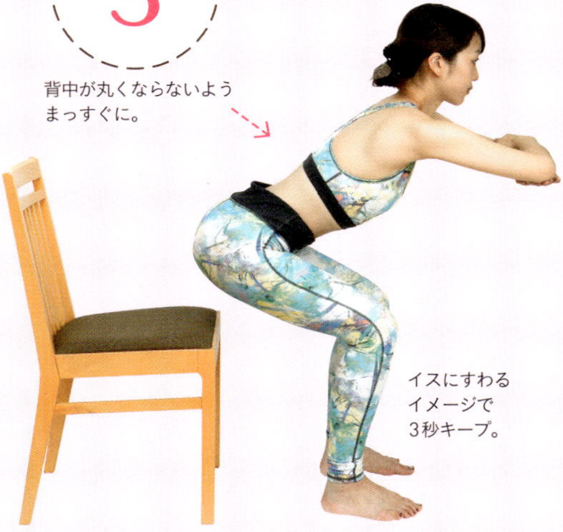

イスに腰かけるように骨盤を前傾させ、股関節から折りまげておしりを突き出す。3秒キープしたら、股関節からゆっくり立ちあがる。**2→3**を合計10回行う。

イスにすわるイメージで3秒キープ。

memo　慣れないうちはイスを用意してOK。その場合、イスの半歩前に立ち、イスに腰かけるギリギリのところで3秒キープします。

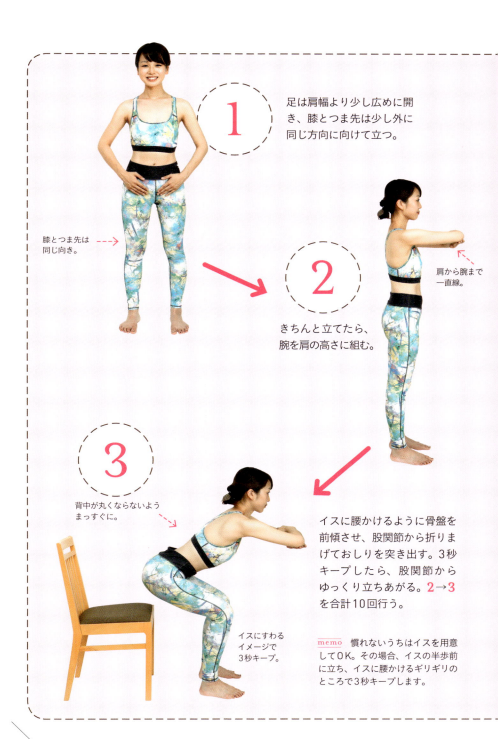

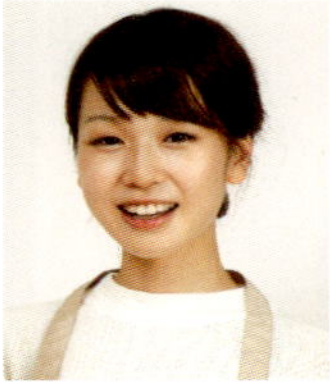

MONA《モナ》

Ameba公式トップブロガー、ダイエットアドバイザー、ピラティスインストラクター。2016年3月に開始したインスタグラムのダイエット体験レポートが人気を博し、約2年で7万人のフォロワーを獲得。その後、ブログ「MONAの産後ダイエットで愛されBODYに　おいしく食べてキレイに痩せる」を開始すると、ブログ、インスタグラムのフォロワー数が合計で14万人を突破した。お金をかけずに独自のダイエット方法で産後－15kgを達成後、ダイエットアドバイザー、野菜ソムリエ、ピラティスインストラクターの資格を取得し、現在、自宅でできる脂肪燃焼骨盤エクササイズの講座をはじめ、各種ダイエット講座を開催している。

インスタグラム：@mona_163cmdiet

ブログ：https://ameblo.jp/mona163cmdiet/

なかなかやせない50代母《だいはは》まで10キロやせた！

すごウマダイエットレシピ

2019年1月17日　初版発行

著者　MONA《モナ》

発行者　川金正法

発行　株式会社KADOKAWA

〒102-8177

東京都千代田区富士見2-13-3

電話　0570-002-301（ナビダイヤル）

印刷所　凸版印刷株式会社

KADOKAWAカスタマーサポート

[電話] 0570-002-301（土日祝日を除く11時～13時、14時～17時）

[WEB] https://www.kadokawa.co.jp/（「お問い合わせ」へお進みください）

※製造不良品につきましては上記窓口にて承ります。

※記述・収録内容を超えるご質問にはお答えできない場合があります。

※サポートは日本国内に限らせていただきます。

定価はカバーに表示してあります。

ISBN978-4-04-604077-0 C0077
